除身體的濕
祛身體的火

百種藥膳食療、經絡按摩秘方，搞定百病體質

京城四大名醫施今墨傳人索延昌親授弟子
北京紫禁城國醫館 副主任醫師——————孔繁祥 編著

推薦序

古代對於肥瘦的體型有燕瘦環肥的故事，燕是指漢成帝皇后趙飛燕，環是指唐玄宗貴妃楊玉環，形容女體態胖瘦雖然不同，但各有各的健康美麗，為不同皇帝不同喜好，女為悅已者容。而如今每個人因體質不同及飲食工作睡眠運動生活習慣相異，以致產生不同肥胖體廋的体型，經常為自我身材，以減肥或增胖所困擾。在中醫學有提出「胖人多痰濕」及「瘦人多火」的理論，以致在調養及治療，以「除身體的濕，降身體的火」的各種保健方法，以達理想英俊美麗的身材及健康身體。

中醫認為「胖人多痰濕」是指身體津液代謝失常，水液內停而痰濕凝聚，形成病理產物，影響體質。津液的生成、運輸、排泄是一個複雜的過程，許多臟腑病變都可造成津液平衡失調，津液不正常聚集，就成痰濕。痰濕體質者，體形多肥胖，即使注意控制食量，而體重仍居高不下，特別腹部肥滿鬆軟，不僅影響外貌，還對健康造成威脅。肥胖者，要祛除身體的痰濕，痰濕屬陰寒體質，補陽溫陽宣散痰濕，幫助減瘦。

中醫認為「瘦人多火」。「火」是人體賴以生存的能量陽氣。人體沒有「火」不行，「火」太多、太過也不行。火太多，就會消耗體內的精血、津液等物質，陰虛火旺，陰虛不能克制陽氣，臟腑機能偏於陽亢有餘，所以出現火大的問題。身體就會消瘦，而且吃再多食物或食品，喝再多飲料或保養品，也很難胖起來。對於體瘦之人，以滋陰清熱，使用偏於寒涼之品，以清熱瀉火或滋陰降火為主。

中醫有很多方法可以除痰祛濕減肥，補陽溫陽宣散痰濕，健脾利濕化痰，補腎利濕除水腫，宣肺清肺除痰濕。而增肥以滋陰祛火，清胃補脾。如使用中藥特性的藥膳食療、艾灸、穴位按摩、經絡敲打、身體鍛練、養成正常生活習慣及身心健康等等。這些方法解決過胖或者太瘦的原因，作者介紹實用的痰濕減肥或祛火增肥保健方法。若是你採用自我保健方法，仍然未改善，即要找你的醫師，給予詳細檢查，並給予治療，以恢復健康。

作者孔繁祥醫師是中醫內科專家，施今墨傳人索延昌先生的親授弟子，現任於孔伯華養生醫館、北京大北窯中醫門診部、北京紫禁城國醫館等。他潛心研究中醫理論及內科臨床，專長領域是心血管疾病、高脂血症、糖尿病、胃腸病、肝膽病等內科。在中醫期刊發表過多篇學術論文，今出版中醫科普之書，為之推薦。

中國醫藥大學
教授 張永賢
2018.03.17 國醫節

前言

如今減肥成風，不僅是愛美的女性常常談論減肥，很多男性也熱衷於此。

減肥成風的同時，有些人卻因為身體過於消瘦、單薄而苦惱。由此，有人想要減肥，而有人則要增肥。不管是減肥，還是增肥，其中都不乏成功者，也不乏失敗者。成功者且不必說，單說失敗者，個中原因大多是沒能抓住減和增的根本。

先來說說肥胖者。造成肥胖的原因有很多，痰濕就是其中之一，我們常說的「喝涼水都長肉」多是痰濕作祟。

痰濕有廣義和狹義、有形和無形之分。狹義的痰濕指肺部滲出物和呼吸道的分泌物；廣義的痰濕指人體水液代謝失常，形成的病理產物、疾病變化過程和臨床症狀。有形的痰濕就是我們平常可以見到、能夠咳出的痰；無形的痰濕指的則是作用於人體產生各種症狀和症狀，比如噁心、嘔吐、泄瀉等。我們在此說的就是廣義的痰濕，屬於體質的一種，是水液內停而痰濕凝聚，以黏滯、重濁為主要特徵的體質狀態。

人體內水液的生成、運輸以及排泄是一個相當複雜的過程，脾、胃、肺、腎等臟腑在其中發揮著重要的作用。

脾負責運輸，布散、轉輸津液，以使津液該營養的營養，該排出體外的排出體外；肺發揮著疏通水道的作用，一方面開合腠理，調節汗液排泄，另一方面將水液下輸到腎和膀胱，轉化為尿液排出體外；而膀胱是否能正常將尿液排出體外，還要仰賴腎的氣化功能，只有當腎的氣化功能正常，才能將乾淨的繼續蒸化，將營養帶至全身，而將髒汙的化為尿液，排出體外。

由此就能看出，如果脾、肺、腎等臟腑功能失常，津液就不能正常布散、轉運，不管是全身所需的營養，還是要排出體外的，都可能聚集在一處。中醫「濕聚成痰」的理論，即津液聚集時間長了，就成了痰濕。此外，中醫有「胖人多痰濕」的說法，痰濕體質是一種比較常見的體質類型，以體型肥胖，尤其是腹部肥滿鬆軟，肉如棉絮、軟塌塌為特徵。且《黃帝內經》中有「消癉仆擊……肥貴人則膏粱之疾也」的說法，說的是肥胖者多長期而過量飲食膏粱厚味（肥肉和細糧，泛指口味重、油膩的飯菜），以致脾胃損傷，不能運輸水谷精微（即各類營養）及水濕，濕聚生痰。《張聿青醫案》更是明確地指出「形體豐者多濕多痰」，表明形體肥胖的人多屬於痰濕體質。

痰濕體質者，其肥胖特徵僅是單一面向，同時這種體質還容易有高血壓、糖尿病、高脂血症、氣喘、痛風、冠心病、代謝症候群、腦血管疾病等。常見的現代病中風，其實也有痰濕的病因在其中，金元時期著名醫家劉完素認為「肥人多中風者」，就是因為痰濕長期鬱積在體內化熱化火，或者上擾頭竅，或者在經絡中流竄，致使中風等病症的發生。其實，讓我們來簡單闡述一下痰濕的形成，大家就會清楚胖者多痰濕的道理。痰濕形成之後，在體內並不規矩，它會隨著氣的運行到處流竄，停留在肝臟中就成了脂肪肝，停留在腰中就成了將軍肚、水桶腰，泛溢在肌膚、肌肉間，就會導致面部、四肢水腫、臃腫。因此，痰濕體質的人也就往往看上去顯得肥胖了。

由此可見，肥胖者想要成功減肥，就需要從祛除痰濕的根本上入手。

下面再說說瘦人多火。「火」是人賴以生存的生機，就像世間萬物都依賴太陽的溫煦，人體也需要「火」的溫煦。這團「火」就是我們體內的元氣、陽氣，它們不僅讓身體各項機能處於正常運轉的狀態中，而且還保障了人體的健康。所以說，人體沒有「火」就沒了生機。但是「瘦人多火」，這裡的「火指的是火邪，是氣太盛、太多了，平時大家說的上火即屬於這種現象。沒「火」不行，「火」太多了也不行。

「瘦人多火」出自《婦人良方》，是中醫因形診治疾病的思路之一。瘦人之所以瘦，多是因為精血、津液等物質不足，陰血等液態物質虧虛，陰虛不能克制陽氣，臟腑機能偏於陽亢有餘，所以出現火大的問題。而且瘦人又容易感受溫熱陽邪，使臟腑功能亢進，由此也容易出現火熱病症。所以，臨床針對身體偏瘦者，在診病療疾時，常從體內是否有火的角度加以考慮。徐春甫在《古今醫統大全》中說道「瘦人眩暈，血虛有火」，表明瘦人容易出現眩暈的症狀，多是因為血虛有火所致。因此，在對待體瘦之人時，多滋陰清熱，用藥也多偏於寒涼之品，以清熱瀉火或者滋陰降火為主。

找到了肥胖或消瘦的原因，固然可以讓減肥、增肥變得簡單，但是也要懂得一些方法。

本書就為大家詳細、具體地介紹一些除痰濕減肥以及祛火增肥的方法，這些方法科學實用、簡單易操作，非常適合痰濕體質的肥胖者以及有火邪的消瘦者保健養生借鑒。

孔繁祥 者

2017年春

目錄

上篇　胖人除痰濕減肥　017

第1章　痰濕屬陰寒體質，補陽溫陽宣散痰濕幫你瘦　018

第2章

健脾利濕化痰，減肥瘦身的根本

第5章 生活「小細節」，祛痰化濕養成瘦身好習慣

下篇 瘦人祛火邪增胖 157

第1章 瘦人有火分虛實，祛火要對症 158

第2章 胃強脾虛能吃還清瘦，清胃補脾讓你胖起來 178

第3章

瘦人多陰虛火旺，滋陰養陰讓瘦人不乾扁

第4章

四季吃，五臟無火不消瘦 245

第5章

暢通經絡，火氣無處藏則身體健碩 269

上篇

胖人除痰濕減肥

造成肥胖的原因有很多，痰濕就是其中之一，中醫有「胖人多痰濕」的說法。痰濕體質是較常見的一種體質類型，以體型肥胖，特徵是腹部肥滿鬆軟，肉軟如棉絮。這大多是因為長期過量飲食精緻食物，以致脾胃損傷，不能運輸水谷精微及水濕，使濕聚生痰所致。所以，減肥首先要將體內的痰濕祛除。

第1章 痰濕屬陰寒體質，補陽溫陽宣散痰濕幫你瘦

我們之所以能夠與大自然共處，經受嚴寒酷暑、風吹日曬、冰霜雪雨等而健康無恙，很大程度是受到體內陽氣的「庇護」。陽氣就像天上的太陽一樣溫煦著整個身體，同時又像守衛城堡的士兵一樣，與外界的「敵人」鬥爭。痰濕具有陰寒屬性，正常情況下，它們會被陽氣蒸騰散發；但是一旦陽氣不足，無力抵禦痰濕，反而會被不斷削弱自身的力量，最終痰濕就會肆虐。因此，對付痰濕，首先還要從補陽溫陽入手。

陽氣——護佑全身、除痰濕的治病良藥

如果你本身屬於痰濕體質，且身體較為肥胖，就會有一大特徵：稍微一動就出汗。大家可能會說，肥胖的人比較怕熱，出汗現象正是怕熱的表現。

其實，怕熱沒錯，但是肥胖的人自身卻並不一定「熱」。萬物生長依賴於太陽的溫煦，而體內也有一輪「小太陽」，它就是陽氣。沒有太陽，萬物就失去了生機，而缺少了陽氣，身體就像一座塌了城牆的城堡，將自己

赤裸裸地呈現在敵人的眼皮底下，而這個敵人就是致病的邪氣。之所以這樣說，是因為陽氣如同衛兵一樣，分布在肌膚表層，負責抵禦一切外邪，保衛人體的安全。因此，不管是誰，只要體內陽氣旺盛，身體得到護佑，就能百病不侵，保持健康的狀態。

但是，陽氣就像存在銀行的錢一樣，每天領出一點，日久天長，總有一天會領完，而隨著陽氣逐漸被耗盡，對身體的保護作用也慢慢減弱，如此一來，病邪不斷來襲，感冒、落枕、腰疼、腿疼、背疼等病症就出現了。

曾經有一位60歲的女性水腫病患者，主訴兩個月來面部以及四肢水腫，按壓時有明顯的凹陷，且脘腹脹滿，胸中嘈雜不適，經常感到口乾，但不想喝水，不想吃飯，排便也不順。診查她的脈象沉緩，舌苔薄白膩。尿常規、心臟聽診以及心電圖檢查都沒有發現異常。綜合分析後考慮她的病症是因為脾陽不足、溫化無力，致使水飲內停，方藥選用具有溫陽健脾、行氣利水的「實脾飲」（由茯苓、炒白術、木瓜、草果仁、廣木香、大腹皮、制附片、川厚樸、砂仁、炙甘草組成）5劑，每天1劑，服藥後腹脹、水腫消失，口也不覺得乾了，只是胸悶、食欲不振的現象沒有得到改善，後來在上方的基礎上進行加減，增加理氣藥，最終所有的症狀都消失了。

上述案例就是因為陽氣不足，而且是脾陽不足，致使水濕停聚在體內，導致濕邪氾濫，從而出現諸多不適症狀。中醫將「風、寒、暑、濕、燥、熱」稱為六氣，它們與人共存於自然界中，本是相安無事，但凡事都有限度，如果這六種氣太過了，就成了侵擾人體的病邪，此時如果體內的陽氣稍有不足，它們可能就會乘虛而入。拿痰濕來說，「痰」是一種病理產物，濕是致病邪氣，濕侵襲身體後，不僅因為黏膩重濁的性質影響各臟臟組織的功能正常發揮，同時還會「聚濕成痰」，而成為痰濕體質形成的基礎。但是如果體內陽氣充足，就可以避免濕邪傷害身體，也讓痰濕體質的形成機會減少。濕邪具有陰寒屬性，它本身也在不斷地消耗著陽氣。

缺少了陽氣的溫煦，身體自然會感到冷，所以，對於痰濕型肥胖者來說提振陽氣才是祛除痰濕的關鍵。宋代楊仁齋在《仁齋直指方》中記載「肥人氣虛生寒，寒生濕，濕生痰……故肥人多寒濕」，這說明肥胖者多痰濕的根本原因是「氣虛生寒」。清代葉天士也指出「夫肌膚柔白屬氣虛，外似豐溢，裡真大怯，蓋陽虛之體，惟多痰多濕……」闡明瞭肥胖者本虛標實的病理屬性—氣虛陽虛為本、多痰多濕為標。因此，補陽溫陽就成了祛除體內痰濕的第一步。舉個例子來說，大霧彌漫，濕氣很重，此時只要太陽一出，霧氣消散，朗朗晴空就出現了；而身體，「濕聚為水，積水成飲，飲凝成痰」，水濕積聚過多就會變成飲，飲聚集久了，慢慢會變成痰。但如果陽氣充足，就能化痰為飲，飲隨氣行，最終化成水氣，痰就消了。

所以說，陽氣可護佑全身，防止病邪侵襲，同時也是祛除體內痰濕的關鍵。

日常生活中，我們一定要注意保護陽氣，儘量避免損傷陽氣的行為，比如熬夜、過食寒涼食物等。

從中醫辨證分型的角度來說，痰分為多種，比如寒痰、風痰、熱痰、燥痰、濕痰等，本書只針對水濕停聚所致的痰濕體質而言，尤其是透過補陽溫陽除痰濕，一定是針對與此有關的濕痰來說的，寒痰也屬於陽氣不足、體內津液凝聚成痰所致，因此，透過提振陽氣也可以得到改善。

—減肥除濕小妙招：多喝熱水—

多喝熱水可以幫助身體將濕邪等排出體外。特別是夏季，多數人習慣飲食大量寒涼食物，會加重體內的濕氣。其實此時最好的降溫方式是多喝熱水，它不僅可以防暑降溫，還可以促進體內的濕邪由毛孔排出體外，同時還可以讓水分快速流入小腸被人體吸收，滿足各組織器官的需要。

生薑——溫燥，補陽宣散痰濕最好用

有道是「早上三片薑，賽過喝參湯」「家裡備薑，小病不慌」，薑在養生保健中，是常被提及的食物，而對於痰濕體質肥胖者來說，薑就更不能少了。在對付痰濕的過程中，需要一些溫化通陽之品，以宣散痰濕。這是因為濕為陰邪，屬性黏滯，此時只有透過溫化通陽讓水濕得以蒸騰，才能燥濕、除濕。

不過這種溫燥法又不能太過峻猛，以免體內的水液禁不住炙烤，最終耗傷體內陰津致使熱邪、火邪生出。而適當吃點兒生薑，就能發揮宣散痰濕的作用。

中醫認為，生薑味辛，性溫，歸肺、脾、胃經，具有發表散寒、祛濕祛水、止嘔祛痰、健胃消食等功效，主治中寒嘔吐、咳逆痰飲等症。

生薑有助於祛痰濕、助陽驅寒，自然與它辛溫香散的屬性是分不開的。不過想要充分發揮這一功效也是有講究的。有句諺語叫「冬吃蘿蔔夏吃薑，不勞醫生開藥方」，祛痰濕，更適合在夏季吃生薑。這源於人在夏季易多吃寒涼食物，也習慣用涼水沖澡，還喜歡在空調房納涼等，如此便容易致使寒邪侵入體內，該排出的寒濕排不出，聚集在體內為痰濕的形成打下「堅實」基礎。而適量吃生薑，不但可以驅除寒邪，同時還有助於肌膚腠理毛孔開泄，利於汗液等濕氣的排出。

借助補陽的生薑來宣散痰濕，可以將其入膳，比如煮粥食用；也可以做薑汁糖食用，同樣能發揮溫化寒痰的作用。

薑汁糖

◆原料

生薑汁1大勺，白糖250克，食用油適量。

◆製作方法

將白糖入鍋，加水少許熬至較濃時，加入生薑汁調勻，再繼續熬至用鍋鏟挑起即成絲狀而不黏手時，將糖倒在大盆中（盆中四周及底部事先塗抹食用油），待稍冷時，用刀切成塊，每日空腹時食用數塊即可。

◆營養功效

健脾和胃，溫化寒痰，止咳；適用於胃寒型老年慢性氣管炎，症見咳嗽、多白痰、食欲不振以及嘔吐、噁心等。

薑的用量可以根據痰濕的輕重決定，如果痰濕較重，肥胖明顯，又不愛出汗，就可以多吃。對於嗜好抽煙、嗜酒的人，生薑的辣味可能會刺激喉嚨，致使咳嗽難受的現象發生。因此，肥胖的痰濕者還是改掉抽煙、嗜酒的毛病為好。

其實還有一種簡單的吃生薑的方法，將新鮮的生薑洗淨切片後，貯存在裝有醋的小瓶子中，每天早上起床後空腹嚼上兩三片即可。還可以將薑洗淨後，帶皮切片，泡入滾開的沸水中，幾分鐘後喝水吃薑片即可。如果覺得生薑的味道辛辣，難以下嚥，為了調劑，可以在其中加入適量的紅糖。

除了生薑以外，乾薑也具有溫脾助陽、燥濕祛痰的功效，不過它性熱而燥，溫陽守中、回陽通脈的功效更勝一籌，陽虛嚴重、陰寒內盛而致痰濕者可用。放入湯、菜中作為佐料，或煮粥、泡茶均可。下面就為大家推薦一道乾薑茶。

乾薑茶

◆原料

乾薑10克，紅茶3克。

◆製作方法

將乾薑洗淨，切片水煎成汁，取250毫升沏泡紅茶飲用，沖飲至味淡為止。每日1劑。

◆營養功效

溫中散寒，回陽通脈；適用於心腹冷痛、肢冷、吐瀉、寒飲咳喘、風寒濕痺以及陽虛所致的吐血（胃、食道出血）、下血（便血）等症。

痰濕肥胖者頭竅大多不通透，渾身不舒服，尤其是缺少運動的上班族更嚴重，情緒受此影響而不太平穩。但是如果每天喝上一杯乾薑茶，或者直接用生薑泡茶，讓身體微微發汗，情緒就會慢慢穩定下來，體重也能有效減輕。

減肥除濕小妙招：吃黃瓜雞蛋

減肥除濕可以每餐只吃黃瓜、雞蛋，連續堅持一週的時間，此期間不要吃其他任何食物，只能飲用白開水。因為黃瓜中含有膠質、果酸和生物活性酶，可促進機體代謝，治療曬傷、雀斑和皮膚過敏，還能清熱利尿、預防便秘，尤其是新鮮黃瓜中含有的丙醇二酸，能有效抑制糖類物質轉化為脂肪。雞蛋則可以為身體補充所需的基本營養物質。

陳皮——辛香溫燥，除濕化痰效果快

說到陳皮，大家應該並不陌生，許多人在煮湯、做菜時，喜歡隨手放上幾片陳皮，不僅去腥解膩，還能提味，同時讓湯、菜肴更清新。不過陳皮的作用可不僅限於此，在除濕化痰方面它也發揮著良好的功效呢！

中醫認為，陳皮味辛、苦，性溫，歸脾、肺經，具有理氣健脾、燥濕化痰等功效，消化不良、胃部脹滿、咳嗽痰多者，都可以用陳皮來調理。其實，歷代名醫在調理脾胃時，都喜歡用陳皮，不少中成藥中都有陳皮的影子，比如「二陳湯」「陳皮半夏湯」等，主藥都是陳皮。汪昂在《醫方集解》中更是說陳皮「辛能散，苦能燥能瀉，溫能補能和」，具有調和脾胃、暢快胸膈、導滯消痰、宣通五臟、理氣燥濕等功效。

現代醫學研究也發現，陳皮中含有大量的揮發油，這種物質對胃腸道有溫和的刺激作用，有助於消化液的分泌，能排除腸道內的積滯之氣，讓食欲增強，同時還能使體內的痰液更容易咳出。

用陳皮和黨參、茯苓一同煮粥，就是一道功效非常顯著的除濕化痰粥。

陳皮參苓粥

◆原料

陳皮5克，黨參10克，茯苓15克，小米100克。

◆製作方法

1. 將各材料洗淨，茯苓研成粉末，黨參、陳皮包入紗布袋中；
2. 小米淘洗乾淨，與藥袋一同放入鍋中，加水適量煮粥，待粥煮至半熟時，加入茯苓粉末，一邊加一邊不斷攪拌，然後繼續煮至粥熟即可。

◆營養功效

健脾和胃，祛濕利水，化痰。

覺得味淡的朋友可以加入適量白糖調味。痰濕的肥胖者，在利用陳皮除濕化痰的同時，還可以充分利用它和其他食材一同搭配，發揮減肥、降脂的功效。比如用陳皮和紅豆等一起煮水飲用，減肥、降脂效果就不錯。

陳皮紅豆飲

◆ **原料**

紅豆200克，陳皮5克。

◆ **製作方法**

1 先將紅豆和陳皮洗淨，用清水浸泡半小時；

2 然後將紅豆放入鍋中，加水適量，大火煮沸30分鐘後，加入陳皮繼續煮10分鐘即可。

◆ **營養功效**

利水消腫，減肥降脂。

體重偏重以及腸胃負擔過重的人，都可以飲用此茶，尤其是放假期間飲食多油膩，此時多飲此茶可以解決發胖與血壓、血脂升高等問題。

每天飯後半小時喝上一次，連續喝一週，就能發揮很好的調節作用。在這道茶飲中，還可以加入荷葉、山楂、綠豆等。

秋冬季節容易出現咳喘、痰多的人，可以直接用陳皮泡水喝，能發揮良好的止咳化痰作用。歷代中醫用陳皮都有「陳久者良，鮮者不堪用」的說法。意思是陳皮貯藏的時間越久，燥濕化痰、理氣等功效越好。這是因為如果貯藏的時間太短，燥烈的性質不能完全被祛除，通常在貯藏數年後，其燥烈的性質逐漸消失，成為不烈不燥、氣味純正濃郁的上佳陳皮。

—減肥除濕小妙招：過午不食—

對於上班族，尤其是工作量相對較大的人來說，單純用雞蛋、黃瓜代替一日三餐顯然比較困難，可以選擇採用過午不食的減肥方法。也就是說過了下午三點就不再吃任何東西。因為夜間休息時，人體消耗的能量較少，如果下午或者晚上攝入過多食物，就會轉化成脂肪囤積起來。不過採用這一方法的前提是早餐和午餐吃好。此外，如果實在撐不住，可以多喝白開水，或者吃顆蘋果。

肉桂——振奮脾腎陽氣促排痰濕

痰濕的形成與脾、腎有著非常密切的關係，要將痰濕從體內排出去，就需要脾、腎之陽的力量。但是感受寒邪，或者長久生病、久瀉不止、其他臟腑虧虛等都會耗損脾腎陽氣，導致脾腎陽虛，不僅讓痰濕有了產生的機會，還可能讓體內的痰濕現象更為嚴重，泄瀉、痢疾、水腫等都有可能因為脾腎陽虛所致的痰濕引起。而振奮脾腎陽氣，我們可以用肉桂。

肉桂味辛、甘，性熱，歸腎、脾、心、肝經，具有補火助陽、散寒止痛、溫通經脈等功效。肉桂的辛散溫通能力非常強，可以使氣血暢通，由於濕邪導致的痺症、寒凝疼痛等症可以透過肉桂散寒止痛。

脾腎陽虛，此時身體感受最為明顯的就是怕冷，而且還會伴隨腰膝酸軟、小便不利、水腫、腹痛等症，男性朋友還可能會出現陽痿、遺精等症狀，女性朋友則容易出現宮寒的現象。而肉桂的好處就在於可以補火助陽、引火歸源，對腎陽大有裨益，擅於治療命門火衰、亡陽虛脫引起的上述諸症。而且肉桂可以振奮脾陽，通利血脈，尤其是久病體弱、氣血虛少的朋友，以及身體較為虛弱的產婦術後恢復，都可以用肉桂。

肉桂如此良好的補陽助陽功效，自然可以大大鼓舞脾腎陽氣，進而讓體內的痰濕受挫，逐漸排出體外。

其實，肉桂本身也屬於芳香之品，可以做香料，服用後透過其自身的芳香之氣具有燥濕作用。肉桂主要以佐料的形式入膳，比如與小茴香一同煮的羊肉湯，溫補助陽的功效很好。

桂茴羊肉湯

◆原料

肉桂5克，小茴香5克，羊肉500克，料酒、鹽、味精、醬油、白糖、蔥段、薑片各適量。

◆製作方法

1. 羊肉洗淨，放到沸水中焯一下，撈出切塊，肉桂、小茴香洗淨後，放入紗布袋中；
2. 將羊肉、藥袋、蔥段、薑片、白糖、醬油放入砂鍋中，加水適量，大火煮沸後，撇去浮沫，烹入料酒，轉小火煮至羊肉爛熟，揀去藥袋、蔥段、薑片，用味精、鹽調味即可。

◆營養功效

溫補脾胃，散寒止痛；適用於虛寒性月經不調的調治。

煮湯是製作養生藥膳常用的烹飪方式，不過除了煮湯之外，煮粥食用也是不錯的方法，下面就為大家推薦一道由肉桂與其他幾種食材一起煮的補陽祛濕粥。

肉桂山藥栗子粥

◆原料

肉桂10克，乾薑10克，白術20克，甘草5克，山藥30克，茯苓15克，去殼栗子50克，糯米50克。

◆製作方法

1. 先將前四味中藥材洗淨，放入砂鍋中，加水泡透，煎煮30分鐘倒出藥汁，再加水煎20分鐘後將藥汁倒出，並將兩次藥汁合在一起；
2. 後四味洗淨後，與上述藥汁一同煮粥，粥熟後趁熱食用即可。

◆營養功效

驅寒除濕，適用於寒濕痺阻所致的產後腰痛、腰痛沉重者。

在用肉桂煮粥時，可以事先將肉桂磨成細末，等到粥煮熟後直接調入粥中。

脾腎陽虛的人可以服用肉桂粥，連續服用3～5天即可見效。

喜歡喝酒的朋友，也可以用肉桂和當歸泡酒，取100克當歸、6克肉桂泡入500克白酒中，每次服用20～50毫升，每日1～2次。這款酒不僅可以溫補脾腎，還可以治療虛寒所致的女性經期延後症狀。

—減肥除濕小妙招：將豆漿搭配進正餐—

減肥除濕需要少吃主食，還可以將豆漿作為三餐的一部分。豆漿是由富含優質植物性蛋白質的大豆榨取而成，除大豆蛋白外，還含有大量的大豆異黃酮、大豆配醣體等成分，可以抑制體內脂質和糖類吸收，發揮燃燒體脂的作用。

黑胡椒——溫胃消痰濕最讓人愛

說完了肉桂，在此繼續為大家介紹一種能夠透過補陽溫陽輔助祛除痰濕的食物—胡椒。

胡椒味辛，性熱，歸胃、大腸經，具有溫中散寒、健胃止痛、消痰的功效。《唐本草》中記載胡椒能溫中祛痰，去除臟腑寒氣。胡椒的此一作用與其生長環境是分不開的。胡椒多生長在高溫以及濕潤的地方，溫中、散寒、止痛的作用就相對較強。而且生長在越熱的地方，其熱性越強，代表胡椒充分吸收了當地的陽熱之氣。

胡椒有黑胡椒和白胡椒之分，黑胡椒調味作用更強，從養生的角度看，雖然也有散寒消痰的作用，但是溫補脾腎的功效更為明顯，能夠治療因為脾腎陽虛引起的晨起拉肚子現象。白胡椒的藥用價值更強，味道更為辛辣，散寒健胃的功效更強，肺寒痰多的人可以將白胡椒加入湯中，以發揮溫肺化痰的功效，比如在煮羊肉湯的時候，就可以在其中加入適量的白胡椒粉。其實，對於體內有痰濕的肥胖者來說，黑白胡椒都是可以食用的。

下面我們就來看一道由黑白胡椒製成的豬肚湯。

黑胡椒豬肚湯

◆ **原料**

黑胡椒5克，白胡椒3克，豬肚1個，鹽、黑芝麻、醬油各適量。

◆ **製作方法**

1 將豬肚反復用水沖洗乾淨，黑胡椒、白胡椒打碎，放入豬肚中，並留少許水分，將豬肚頭尾用線紮緊；

2 將準備好的豬肚放入砂鍋中，加水適量，用小火煲約1小時，煲至豬肚酥軟後加鹽、醬油、黑芝麻調味即可。

◆ **營養功效**

溫胃散寒，適用於脾胃虛寒者，善治胃脘冷痛、嘔吐、手腳冰涼等症。

黑胡椒牛肉是大家都比較喜歡的一道菜品，肉質嫩滑，味道香濃，且保留了牛肉的原味。對於痰濕體質肥胖者來說，隔段時間吃上一道黑胡椒牛肉無疑是幸福的享受。

黑胡椒牛肉

◆原料

牛肉1000克，黑胡椒2克，花椒、八角、蔥段、薑片、鹽各適量。

◆製作方法

1. 將牛肉切除筋膜，洗淨，切成大塊；
2. 將牛肉、黑胡椒以及花椒、八角、蔥段、薑片一同放入鍋中，加水適量，大火煮沸後，改用小火煲約3小時後加鹽調味即可。

◆營養功效

溫胃散寒，發汗解表，開胃止嘔，增進食欲。

其實，想要真正保留胡椒濃郁的味道，在烹調時就要注意熱度，熱度越高，胡椒的味道越容易揮發出來，比如鐵板燒之類的菜肴，如果有條件，大家不妨試著做做。

但是，胡椒熱性高，吃後很容易讓人體陽氣生髮，所以，就算體內有痰濕的肥胖者每次也不能吃太多。此外，身體有炎症或有上火症狀的人不宜吃胡椒，防其助長火氣。

—減肥除濕小妙招：吃蘋果減肥—

肥胖者多因過食而使胃部擴張，無法控制食欲，如果能想辦法讓胃部收縮，使食欲變得容易控制，不再偏嗜刺激性或油膩食物，如此一來，減肥瘦身就成功邁出了第一步。而蘋果能夠在這一過程中發揮重要作用。可以連續吃蘋果2天，接著恢復正常而有節制的飲食3天，接著再吃蘋果2天，然後正常飲食……如此反復幾個週期後，就能收穫不錯的減肥瘦身效果。蘋果能夠提升人體免疫力和抵抗力，同時含有適量糖分能為人體提供能量，且熱量不高。

艾灸——升陽化濕，可消痰提氣

想要利濕化痰、保護體內的陽氣，並且將痰濕排出體外，還可以採用艾灸調養。艾灸是中醫傳統養生方法，如今更是備受推崇，尤其是在除濕祛寒、消痰提氣方面。艾灸的應用廣泛，可以促進毛孔腠理張開，排出身體的餘熱和濕氣，避免了痰濕邪氣的增加。

採用艾灸除痰濕，可以選用以下幾種方法。

一、溫和灸

取穴：胃俞、足三裡、曲池、天樞、支溝、內庭、豐隆、上巨虛、陰陵泉。

灸法：患者取坐位，施術者站在患者身旁，將艾條的一端點燃，對準穴位進行熱灸。艾條距離穴位保持在2～3釐米為宜，以局部有溫熱感、皮膚潮紅而無灼痛感為準。每穴灸15～20分鐘，每日灸1次即可。

二、迴旋灸

取穴：脾俞、中脘、氣海、心俞。

灸法：患者取坐位，施術者站在患者的身旁，將艾條點燃，懸於施灸的穴位上方約3釐米處，左右往返移動，或者反復旋轉艾條，使皮膚有溫熱感而不感到灼痛為準。每穴灸10～15分鐘即可。

三、全身艾熏

準備：生薑數片，艾條10根。

方法：

1. 將適量生薑切薄片，上鍋蒸熱、蒸軟後，貼於後背；
2. 將10根艾條（夏天可以用7根左右）用膠帶或大夾子固定成一捆，點燃，在距薑片2釐米左右處來回慢慢移動，灸半小時左右即可；
3. 再將薑片貼於小腹至肚臍的部位，按照上述方法將10根艾條固定點燃後，來回灸30～50分鐘即可；
4. 灸完腹部，再灸雙小腿的外側、內側，以及雙手臂的外側，雙小腿要從腳踝處一直熏烤到膝部，上下來回灸20次左右；雙手臂要在外關穴處上下來回灸20下左右。

全身艾灸因為面積更大，所以祛寒濕、活氣血的作用更為明顯。因此，在進行艾灸前，要服用適量補氣血的食物，比如生薑紅棗桂圓羹等。這道湯熱量高，平時服用易上火，但艾灸前服用，會透過艾灸將火氣快速擴散至全身，不至於導致局部上火。灸後亦要服用，以免出現心慌、頭暈、氣短等身體不適症狀。

體質較弱的朋友灸的時間可稍短一些，且只灸後背的中段或上半段即可，如感到灼熱，距離可稍遠一些。在灸腹部時，薑片平臍或超過肚臍2釐米左右即可，不能太靠上，否則易引起肝臟、膽囊脹痛或胸悶。

艾灸一般兩週1次，或者一個月1次即可。艾灸，尤其是全身艾灸，專業性更強，應在專業醫師指導下進行。此外，如果在艾灸過程中，身體感到任何不適，都應立即停止，對於身體特別虛弱的朋友，不建議採用艾灸的方法。

—減肥除濕小妙招：吃苦瓜減肥—

有人提出，堅持每天吃苦瓜3根，一個星期下來就能瘦掉4斤左右。苦瓜的食用方法很簡單，直接洗過之後生吃就可以，是很好的排毒菜。苦瓜中含有極具生物活性的高能清脂素，這種物質只作用於人體吸收脂肪的重要部位—小腸，透過改變腸細胞孔網，阻止脂肪、多醣等熱量大分子物質的吸收，但並不影響維生素、礦物質等營養素的吸收。這種被譽為「脂肪殺手」的特效成分能使攝取的脂肪和多醣減少40%～60%。

疏通陽經——暢通陽氣暖身體

體質過寒，不僅體內的痰濕排不出去，還會進一步加重痰濕症狀，所以補陽祛寒對於有痰濕的肥胖者來說非常重要。前面我們也介紹了幾種補陽的方法，在此我們要為大家介紹一種透過疏通經絡補陽溫陽的方法─疏通陽經。

中醫將經絡分為十二正經以及奇經八脈等，在此我們單從十二正經來說。十二正經包含六條陽經、六條陰經。六條陽經分別是手陽明大腸經、手少陽三焦經、手太陽小腸經以及足陽明胃經、足少陽膽經和足太陽膀胱經。六條陽經疏通，體內的陽氣才能運行暢通，體質就不至於過寒，由此避免了痰濕的再次加重。

在疏通六條陽經之前，我們首先需要瞭解一下它們的循行路線。

1．**手陽明大腸經** 手陽明大腸經起於食指末端，沿著食指的橈側端向上，沿前臂橈側，進入肘外側，經上臂外側前邊上肩，由肩峰處向上交會於頸部，下到缺盆，絡於肺，穿過橫膈，在大腸中結束。一條支脈與胃經相接。

2．**足陽明胃經** 足陽明胃經起於鼻翼側，鼻側、內眼角、口唇、頦唇溝、下頜骨、耳前、髮際、額前等都有胃經循行；由面部分支下行絡於脾胃；下行分支從缺盆出體表，沿乳中線下行，挾臍兩旁，下行至腹股溝；胃下口分支沿腹腔下行，而後下行大腿前側，至膝臏沿下肢脛骨前緣下行至足背，入足二趾外側端；腿部分支從膝下3寸處分出，下行入中趾外側端；足背部分支從足背上分出，前行入足大趾內側端，與足太陰脾經相交。

3．**手太陽小腸經** 手太陽小腸經起於手小指尺側端，沿手掌尺側緣上行，沿前臂後邊尺側直上，從上臂後內側出行到肩關節後，繞肩胛，在大椎穴處與督脈相會，向前下行到胃，入屬小腸；缺盆部和面頰部都有分支。

4．**足太陽膀胱經** 足太陽膀胱經主要的循行路線在脊柱兩側，從內眼角出發，在頭部循行至頭頂，然後從頭頂向下沿肩胛部內側，經脊柱兩側到達腰部；從腰部向下經過臀部，有進入膕窩的分支；後項部透過肩胛骨內緣，向下經過臀部，沿大腿外側與腰部分支在膕窩中會合，然後又向下，到足小趾外側端。

5．**手少陽三焦經** 手少陽三焦經起於無名指尺側端，經手背至腕部，沿上臂內側，向上透過肩部，又入缺盆，分布於胸中，聯絡心包，向下穿過橫膈，從胸至腹，屬於上、中、下三焦；胸中有一條分支，耳後也有一條分支。

6．**足少陽膽經** 足少陽膽經起於目外角，上行至額角部，下行至耳後，在大椎穴交會後，又向前入缺盆，過橫膈，聯肝臟，屬膽，又沿著脅肋部，從腹股溝出來，經外陰部，橫行入髖關節；耳部分支下行至腋部、側胸部，經髖關節，向下沿著大腿外側，經腓骨前向下直行到外踝前，進入足四趾外側端；足背部也有一條分支。

透過對六條陽經循行路線的敘述，不知道大家有沒有發現，它們在四肢以及頭面部都有循行，因此，在刺激六條陽經時，我們可以有針對性地對四肢進行刺激，方法非常簡單，「擦」就可以。

1．**擦上肢** 先用一側的手掌面擦對側上肢，方便擦的地方都擦一次，每次來回擦50次左右，直到感覺皮膚微微發熱為止。然後再換另一側的手掌面擦另一側的上肢。

2．**擦下肢** 每天清晨醒來之後，先用雙手掌來回擦雙側下肢，能擦的地方都要擦到，來回擦50次左右，以皮膚感覺微微發熱為宜。

3．**擦耳面部** 雙手食指和中指微微分開，手指間夾耳根向上來回擦30次，然後雙手做洗臉狀，以面部肌膚感到微微發熱為宜。

除此之外，大家平時還應依循各陽經的循行路線進行敲打或者按摩，使氣血運行更為通暢。當然，準確把握經脈的循行路線是相對困難的，但是大家也不要因此而擔憂太多，在刺激的時候，儘量將面積擴大，即便有偏差，還是一樣可以讓陽經得到刺激。

—減肥除濕小妙招：喝水減肥—

早餐前先喝一杯溫開水，加入少量蜂蜜、纖維素，能夠加速腸胃蠕動，促進體內垃圾、代謝物的排出，由此減少小肚腩出現的機會。正餐前喝水或者喝湯增添飽腹感，以降低主食的攝入量，也是減肥瘦身的一種好方法。此外，下午茶時間可以來一杯花草茶，不僅可以緩和情緒，還能降低食欲，也為減肥打下基礎。

痰濕屬陰寒體質，補陽、溫陽能宣散痰濕幫你瘦

多曬太陽散濕氣、振奮陽氣陽氣可以幫助身體消散濕氣、祛除痰濁，當體內陽氣不足時，我們可以借助太陽的光芒來散濕氣、振奮體內的陽氣。

中醫有「采日精」的說法，就是透過陽光來生髮身體清陽之氣，以驅散體內的濁氣，補陽氣。曬太陽可以

強身健體，增強機體免疫力，有利於機體對抗病邪，從這方面來講，也能看出曬太陽補陽抗病邪的作用。所以，有人說，陽光是不花錢的天然保健品，而曬太陽就是不花錢的養生妙招。

有些人可能對曬太陽不以為然，其實，現如今因為工作、生活方式的改變，人們曬太陽的時間變得非常少。就拿朝九晚五的上班族來說，一大早起來就搭乘交通工具去上班，一頭栽進辦公室內，可能一整天都不會到戶外走動，下班後又搭乘交通工具一頭栽進家裡，幾乎沒有曬太陽的時間。而且即便有曬太陽的時間，基本上也會用各種遮陽方式將陽光遮住。

曬太陽看似很簡單，其實是很講究的，就從曬太陽的部位來說，以下幾個部位就需要重點曬。

1．**曬頭頂**　頭頂是諸陽之會，是陽氣彙聚的地方，五臟精華以及六腑清陽等都在頭頂彙聚，因此，頭頂是曬太陽的重點。頭頂有百會穴，過兩耳直上連線的中點即是此穴，正是諸陽之會之點。曬頭頂不用拘泥於時間、地點，只要天氣允許，就可以享受到陽光的照射，在陽光下多走動，給頭頂充分的曬太陽機會，可以通暢百脈、調補陽氣。

2．**曬後背**　根據中醫陰陽理論，人體腹為陰，背為陽。背部聚集了大量的經脈和穴位，尤其是對整個身體陽氣影響巨大的足太陽膀胱經從背部經過。因此，曬後背可以發揮調理臟腑氣血、溫補陽氣的作用。曬後背時，要注意需要陽光直射。如果有機會到公園鍛煉，可以刻意將後背朝向陽光照射的方向。如果不方便到公園，也可以在家中曬太陽，不過最好不要隔著玻璃，以使光照更為充分。如果方便的話，最好將後背裸露出來，尤其是頸部的大椎穴和腰背正中部位的命門和腎俞穴，裸露出來曬太陽，可以提振陽氣，強壯腎氣。

3．**曬腿腳**　有句話叫「寒從腳底起」，腳是距離心臟最遠的地方，也是血液最不易到達的地方，而從中醫陰陽來說，頭屬陽，腳屬陰，因此，腳是人體中較陰寒的地方，容易受寒氣的侵襲。其實不光是腳，就連腿也一樣易受寒，因此，腿腳都應該多曬太陽。只要在陽光充足的時候，將雙腿、雙腳裸露在陽光下，盡情地曬半小時以上就可以發揮補陽的作用。

4．**曬手心**　人的手掌不易被太陽曬到，因此還需要特別照顧一下手心。此外，手心有勞宮穴等重要穴位，多刺激經穴，可以幫助大家緩解壓力，解除疲勞，提升機體免疫力和抵抗力，還能清心安神。曬手心就更簡單了，只要將手心攤開，對準陽光即可。

曬太陽的時間以上午10點和下午4點為最好。因為這兩個時間段的陽光紅外線強、紫外線偏弱，不僅有助於促進新陳代謝，還能避免對皮膚造成傷害。而且下午4～5點之間紫外線中的X光束成分多，能夠促進鈣、磷的吸收，對體質的增強、骨骼的鈣化都有促進作用。每次曬太陽0.5～1小時即可，每天上下午可各曬1次。

需要注意的是，應儘量避免隔著玻璃曬太陽。玻璃會使紫外線的透過率降低很多，距離玻璃窗口稍遠的地方紫外線的量更是少得可憐。由此就失去了曬太陽的意義。

—減肥除濕小妙招：蜂蜜白醋減肥法—

適時喝蜂蜜白醋可以有效減肥。只要將蜂蜜與白醋以1：4的比例混合，於早餐前20分鐘空腹喝，以及午餐和晚餐後馬上喝下，就可以發揮減肥功效。不過白醋需要挑選由大米、高粱、黃豆等加工而成，儘量避免含有化學品的白醋。蜂蜜和白醋的混合比例也可以根據自身情況做調整。

第2章

健脾利濕化痰，減肥、瘦身的根本

中醫有「脾為生痰之源」的說法，就是說脾是痰生成的源頭。在中醫上，脾胃是水谷精微的生化臟腑，並且脾負責運輸水穀精微，如果脾氣不足、脾陽不振，水穀精微無法得到及時運輸，滯留下來，就聚成了濕邪。中醫有「濕聚成痰」的說法，因此，健脾利濕化痰是減肥瘦身的根本。

脾弱——痰濕生成之源，健脾強脾除邪瘦身

做事抓根本，養生也是一樣，既要除痰濕，又要減掉成堆的贅肉，這就需要抓住健脾這一根本。

中醫認為「脾為生痰之源」，也就是說脾是痰生成的源頭。中醫認為脾胃是水谷精微的生化臟腑，並且負責運輸水穀精微，如果脾氣不足、脾陽不振，水穀精微無法得到及時運輸，滯留下來，就聚成濕邪了。而且中醫還有「濕聚成痰」的說法，即濕邪聚集在一起，最終成為痰，痰濕由此就形成了。

脾負責運輸水液，是水液代謝的關鍵環節，如果脾虛運輸失職，水濕停滯在體內，時間長了一樣會淤積成痰。中醫認為，痰飲多由脾土被濕困阻造成，也就是說痰飲都是因為脾虛不能運輸水濕引起的。《黃帝內經》

有「諸濕腫滿，皆屬於脾」的說法，說的就是水濕停蓄浮腫脹滿的病症都可以從脾上找原因。《景嶽全書》中也指出，雖然五臟功能失常都能形成痰濕，但是最重要的問題還在於脾腎。脾主濕，濕不能被運輸就成了痰；腎主水液，水液代謝不利也會生痰。因此，化痰祛痰必須調理脾腎。我們後面會詳細介紹腎，在此先講脾。「脾複健運之常，而痰自化矣」，即脾的運輸功能正常了，痰濕自然就消失了。

脾還負責將生化的水穀清氣上輸到肺，不過，如果脾虛濕邪聚集成痰，那麼這些物質也會隨著清氣一同上輸到肺。肺中的痰越來越多，部分透過本能反應將痰咳出。但是很顯然，即便吐出了痰，脾虛的根本問題一天沒解決，痰就會沒完沒了地產生。

由此我們知道，要想徹底除痰濕，就要從根本上補脾健脾。下面的一些章節為大家提供了具體的方法，以供借鑒。

—減肥除濕小妙招：蜂蜜減肥—

自古以來蜂蜜就被看成是「整腸能手」，這是因為蜂蜜中蘊含的脂肪酸能促進腸道蠕動；其所富含的維生素及礦物質又具有調整腸胃的功能，能促進體內毒素的排出，改善便秘；而葡萄糖和果糖成分不會對腸胃造成負擔。而且蜂蜜所含熱量很低，100克蜂蜜只含294卡路里。所以，雖然屬於「甜品」，但卻是減肥的佳品。

薏仁——健脾除痰濕，是瘦身的「行家」

前面我們說過了，除痰濕要抓住補脾健脾這一根本。那麼問題來了，到底是誰有這麼大的本事，能從健脾的根本上除痰濕、減肥瘦身呢？這裡就為大家推薦一個「行家」—薏仁。

薏仁味甘、淡，性涼，歸脾、肺、腎經，具有健脾滲濕、除痺排癰等功效。

在《神農本草經》中，薏仁被列為上品，可以治濕痺、利腸胃、消水腫、健脾益胃，長期服用可以「輕身益氣」。

薏仁具有健脾滲濕的作用，脾氣運輸水濕功能正常，濕邪被排出體外，無法聚而生痰，痰失去了生成的「本源」，自然無法再生。不過薏仁的祛痰效果並不是很強，如果搭配祛痰效果比較強的藥物、食物一起入膳，那麼減肥祛痰濕就不是什麼難事了。比如用薏仁與菖蒲一起煮粥，就可以達到這一效果。

菖蒲薏仁粥

◆原料

菖蒲15克，薏仁50克，粳米50克，冰糖適量。

◆**製作方法**

1. 將菖蒲、薏仁、粳米洗淨，菖蒲用紗布藥袋包好，薏仁事先用清水浸泡3小時左右；
2. 將三者一同放入鍋中，加水適量按常法煮為稀粥，加冰糖調味即可。

◆**營養功效**

逐痰祛濕，開竅通絡，靜心養神；適合痰濕體質者有頭痛、胸悶煩躁、腹部脹滿、痰多、頭昏等症者食用。

菖蒲具有化痰、開竅、健脾、利濕的功效，與薏仁搭配可以發揮良好的祛痰濕功效。不過菖蒲不同於薏仁，藥性較強，應用前宜諮詢醫生。如果不可用菖蒲，還可以找薏仁的最佳除濕搭檔—紅豆。

紅豆薏仁湯

◆**原料**

紅豆30克，薏仁30克，蓮子10克。

◆製作方法

將紅豆、薏仁洗淨，用水浸泡3小時以上，入鍋加水一起煮湯，待米軟豆爛即可。如果覺得湯味寡淡，可以在其中加入冰糖調味。

◆營養功效

健脾除濕，減肥瘦身。

吃薏仁不僅能讓肌肉緊實，改善臃腫的體態，也能改善肌膚狀況，有些人易出現的粉刺等問題也可以慢慢消失，從而使皮膚光澤細膩。此外，薏仁性寒涼，在使用前最好先炒過，只要在鐵鍋中用文火炒至微黃，或者局部出現金黃色，微微鼓起即可。這樣炒製的薏仁略有焦斑，有淡淡的香味，但不糊。用炒過的薏仁煮粥、煮湯或者泡茶，尤其適用於脾胃虛寒的朋友。

—減肥除濕小妙招：手臂鍛煉—

以手推牆可以鍛煉上肢肌肉，使肌肉緊實。

方法：找一面牆壁，站在離牆約30釐米的地方，兩腿交叉，一隻手扶在牆上，慢慢彎曲手肘，將體重壓在臂腕上，另一隻手也如法炮製。長期堅持就能見到效果。

黨參、白扁豆為伍，中焦痰濕輕鬆除

想要脾氣運輸水濕的功能正常，有效祛除體內的痰濕，首先需要強脾健脾，黨參和白扁豆兩者配伍入膳，能夠發揮良好的健脾作用。下面我們就具體介紹一下。

黨參味甘，性平，歸脾、肺經，具有補中益氣、生津養血、健脾益肺等作用，脾肺虛弱導致的氣短心悸、虛喘咳嗽等症都可以用黨參來補益調理。痰濕與脾、肺都有密切的關係，黨參補益脾肺，可以對痰濕發揮良好的調理作用。

黨參補氣的功效非常明顯，不過單純用它來除濕，還是欠了點兒火候，如果搭配白扁豆的話，健脾除濕的效果就會十分明顯。

白扁豆味甘，性微溫，歸脾、胃經，有健脾化濕、利尿消腫、清肝明目等功效。白扁豆健脾的功效非常明顯，李時珍將它稱為「脾之穀」，說白扁豆「其性溫平，得乎中和，脾之穀也」，脾濕引起的腹瀉等症也可以透過白扁豆調治，這體現的正是白扁豆除濕的功效。

有句話叫「脾得香而能舒」，也就是芳香味道的食物可以燥濕，困阻脾氣運輸的濕邪一除，脾氣就能得以舒張運轉。而白扁豆也帶有芳香味道，非常適合燥濕健脾。

黨參、白扁豆都可以入膳，尤其是與陳皮一起配伍應用，對付中焦痰濕的效果更強，下面就為大家推薦一道由三者一同製成的藥膳方。

黨參扁豆陳皮粥

◆原料

黨參10克，白扁豆30克，陳皮5克，小米100克。

◆製作方法

1 將黨參、白扁豆、陳皮分別洗淨，白扁豆事先用清水浸泡2小時以上，黨參切段，與陳皮一同裝入紗布藥袋中；

2 小米淘洗乾淨，與藥袋、白扁豆及泡豆的水一同放入鍋中，加水適量煮粥，粥熟後趁熱服用即可。

◆營養功效

益氣健脾，除濕化痰；適合痰濕體質者食用。

對於痰濕肥胖者來說，用黨參、白扁豆搭配其他健脾除濕的材料一起製作祛濕塑身湯也是不錯的選擇，下面就來看一下。

祛濕塑身湯

◆原料

黨參、茯苓、白術各10克，白扁豆、薏仁、山藥各20克。

◆製作方法

1 將各料洗淨，黨參、茯苓、白術、山藥一同放入藥袋中，薏仁、白扁豆用清水泡2小時以上；

2 將各料一同放入鍋中，加水適量，煮至米爛豆軟即可。

◆營養功效

溫陽固中，健脾祛濕，利水塑身；適用於身體臃腫、痰濕體質，症見倦懶、精神不足、水腫等現象者。

白扁豆藥性和緩，適合緩補，中醫在用它健脾止瀉時，多選炒製品。即將扁豆洗淨晾乾後，放到鍋中炒至顏色微黃，有些焦但不糊為宜。服用的時候只要將炒製後的扁豆搗碎，白開水沖服即可。藥店一般都有炒製白扁豆出售，如果怕自己炒不好，也可以到藥店購買。

—減肥除濕小妙招：健走減肥—

健走能加速體內脂肪燃燒，發揮減肥的效果。健走就是使用最大的步幅，落腳時用力以腳跟著地，起腳時用力以腳尖離地。走的時候要集中精神，揮動手臂大步走，拉動全身肌肉，使脂肪燃燒起來。控制好呼吸，行走的速度控制在勉強還能邊走邊談話即可。剛開始時每天走20分鐘即可，但是如果20分鐘對你來說不夠，可以適當延長時間。

白術——健脾燥濕的必用品

《黃帝內經》中說「脾主一身之肌肉」，說明了全身的肌肉需要依靠脾氣運輸水穀精微物質來滋養，脾的運輸功能強，肌肉就健康、壯實，脾的運輸功能失常，肌肉就軟弱無力。所以，身體出現肌肉鬆軟、眼部微腫、四肢水腫、按之凹陷的現象時，就要從脾入手。白術健脾燥濕，是行氣化痰的必用品之一。

白術味甘、苦，性溫，歸脾、胃經。《醫學啟源》中記載白術可以「除濕益燥，和中益氣，溫中，去脾胃中濕，除胃熱，強脾胃，進飲食」等，闡明白術有健養脾胃、燥濕利水的功效。

脾厭惡濕邪的困阻，一旦脾的運輸功能失常，濕邪會聚集而生熱。更多情況下，脾受濕困的同時，胃會受到熱的困擾，所以，在除脾濕的時候，還要注意清胃熱。想要達到這一目的，就可以用白術和陳皮一起煮茶飲用。

白術陳皮茶

◆ 原料

白術20克，陳皮5克。

◆ 製作方法

將白術、陳皮洗淨之後，加水約1000毫升，中火煎煮約半小時後，去渣取汁代茶飲即可。

◆ 營養功效

除脾濕，清胃熱；適用於脾胃氣滯引起的脘腹脹滿、疼痛、消化不良等症；濕濁中阻引起的胸悶腹脹、食欲不振、腹瀉等症；痰濕壅肺引起的咳痰、氣喘等症。

除脾濕、清胃熱也體現了白術的雙向調節作用，胃火大時，白術可以使其「穩定」下來；脾受濕邪所困變得虛弱，白術又可以讓它「振奮」起來。中醫常用白術與茯苓、人參等配伍，比如著名的四君子湯，就是由人參、白術、茯苓和炙甘草組成的，是補益人體正氣的著名方劑，且藥效平和，透過扶持人體正氣抵禦邪氣，而不是將體內的邪氣直接祛除，這樣在祛邪氣的同時不會傷及正氣。

脾運輸水濕的功能正常了，痰濕就沒有了生成的源頭，痰濕體質肥胖者也就能瘦身了。

下面這道魚湯或許能讓大家在品味美食的同時瘦身。

黨參術苓魚湯

◆原料

白術10克，黨參10克，茯苓10克，炙甘草3克，鯽魚1條，油、蔥段、薑片、鹽、味精、料酒各適量。

◆製作方法

1. 各藥材洗淨，放入砂鍋中，加水約1000毫升，中小火煎煮半小時後，取藥液，然後再加水約1000毫升煎煮，繼續煮約半小時後，取藥液，並將兩次藥液合併備用；
2. 鯽魚處理乾淨；

3 鍋加油燒熱，下鯽魚煎至兩面金黃，放入蔥段、薑片，烹入料酒，倒入藥汁，中小火燉煮約20分鐘後，加鹽、味精調味即可。

◆ **營養功效**

健脾燥濕，利水消腫；適用於痰濕體質者食用。

鯽魚具有健脾利濕、和中開胃的養生效果，經常作為脾胃虛弱、水腫病患者的滋補食物。所以，在此用白術等諸藥一同熬煮鯽魚湯，非常適合痰濕體質者食用。

白術苦溫性燥，使用不當會耗傷陰津，因此，熱病津傷、口乾舌燥，或者陰虛內熱的朋友都不宜用白術。

—減肥除濕小妙招：「三級走」減肥—

「三級走」減肥法也是利用走路的方式減肥，只不過是在熱身後，以不同的速度走路。首先進行3分鐘，行走速度不要很快，能邊走邊唱歌的速度為宜；接著進入第一級，此級持續2分鐘，在熱身的基礎上稍稍提高步伐，但不要過快，能邊走邊說話為宜；然後進入第二級，此級依然2分鐘，以爬樓梯或者斜坡等能加速心跳的運動為宜；接著進入第三級，還是2分鐘，加快爬樓梯的步伐，或者提高坡度；三級結束，做3分鐘的調整，可以舒緩散步，慢慢恢復靜止狀態。如此堅持六週，即能見到不錯的減肥效果。

茯苓——讓「濕無從生，痰無從聚」

痰濕的形成多由於脾虛不能運輸水濕，濕停於中焦脾胃就是飲，外溢便以腫的形式存在，而變化就是痰。所以燥濕化痰從脾論治一點兒都沒錯。比如，有的人因為體內痰濕嚴重，出現嗜睡、身倦乏力、四肢沉重、不想邁步走路、頭重如裹，此時如果在治脾上下工夫，幫助健脾除濕，脾氣運輸功能健運，這些不適症狀就能隨之消除。而茯苓就是補脾健脾、滲濕利水的常用藥。

茯苓味甘、淡，性平，歸心、肺、脾、腎經，中醫臨床常用茯苓滲濕利水。關於這一點，很多中醫典籍都有記載，比如《本草正義》中說：「茯苓，能利竅去濕，利竅則開心益智，導濁生津；去濕則逐水燥脾，補中健胃。」明確指出茯苓具有燥脾健胃、除濕利水、降濁通利的作用。

其實，在除濕領域中，茯苓算得上是「看家藥」，其健脾功效尤其突出。脾有運輸水濕的作用，同時又是「生痰之源」，脾功能強健，水濕運輸及時，就不能聚而成痰，所以說，茯苓的健脾滲濕，其實就是讓濕氣無所聚、痰濕無處生，並能讓水濕化解，使痰飲消除。而且茯苓「補而無礙胃之虞，利而無傷津之憂」，補益平和，祛邪又和緩，不會對其他臟腑以及體內的津液等造成損傷，也因此，茯苓可以作為保健藥食物長期食用。

茯苓入膳做法很多，可以煮粥、煲湯、煮茶等，茯苓餅是大家比較熟悉的老北京小吃，自己在家也可以製作，下面我們就來一起看一下它的做法。

茯苓餅

◆ **原料**

茯苓250克，粳米500克，油、白糖各適量。

◆ **製作方法**

1 將茯苓研磨成細粉末，過篩，粳米淘洗乾淨，晾乾，研磨成細粉末，過篩；

2 將茯苓粉、粳米粉一起倒入盆中，加白糖和水適量拌勻，調成糊狀；

3 平底鍋加油燒熱，倒入粳米、茯苓米糊，用小火攤成薄餅即可。

◆ **營養功效**

健脾益氣，寧心安神，滲濕利水；適用於腹瀉、沒食慾、氣虛水腫、心神不寧、心煩氣躁者食用。

如果不願意攤餅的話，也可以直接將茯苓粉和粳米粉攪勻後，上鍋蒸熟，可以作為點心空腹食用。

陳皮具有燥濕化痰的功效，在對付痰濕時經常與諸藥配伍，比如可以與茯苓一起沏泡花茶，同樣可以發揮健脾化濕、祛痰的功效。

茯苓陳皮花茶

◆原料

茯苓5克，陳皮2克，花茶適量。

◆製作方法

1 將茯苓、陳皮洗淨，一起放入砂鍋中，加水適量，小火煎煮20分鐘，去渣取汁；

2 將花茶放入杯中，用上述藥汁泡約5分鐘後，代茶頻飲，每日1劑。

◆營養功效

健脾化濕，醒腦提神，安神寧心；適用於胸脘脹滿、頭暈身重、心神不寧、記憶力減退等症狀，還有利於減肥。

茯苓利水滲濕，藥性平和，利水又不傷正氣，因此，有小便不利、水濕停滯的徵狀出現時，不管是偏寒濕的，還是偏濕熱的，只要屬於脾虛濕聚都可以配合應用。偏於寒濕的可以與桂枝、白術等配伍；偏於濕熱的可以與豬苓、澤瀉等配伍。

—減肥除濕小妙招：剪刀式運動減肥—

剪刀式運動可以減腹部贅肉，強健二頭肌、三頭肌、肩部肌肉。

動作要領：平躺，兩腿伸直，腳尖上翹。把頭、頸、肩稍稍抬起。上臂放置在墊子上，雙肘彎曲。左腳抬起與地面呈90度。然後緩慢放下左腳，但不要著地，同時抬起右腿，呼氣，換腿。兩腿一上一下如同剪刀。如果覺得難度過高，可以把頭和肩平放在墊子上。

荷葉——能悄然帶走惱人的贅肉

脾虛的痰濕肥胖者，往往更不容易將身上的贅肉減掉，這是因為造成肥胖的根源即多餘的水液依然存在，如果不把這些水液排出去，減肥就是妄談。在此我們就為大家推薦一種減肥瘦身佳品—荷葉。

荷葉味苦、澀，性平，歸心、肝、脾經，具有清熱解暑、祛濕、散瘀止血等作用。明代《秘傳證治要訣》記載：「荷葉服之，令人瘦劣」，足見荷葉具有良好的降脂減肥功效。現代研究證明，荷葉煎劑或浸膏，有良好的降低血膽固醇、三酸甘油酯及β–脂蛋白的功效。

中醫減肥清脂，主要還是調節脾的功能，生髮脾陽，荷葉正有這個作用。

《本草綱目》載荷葉能「生髮元氣，裨助脾胃」。這裡所說的元氣，就是生髮脾的陽氣。只要脾陽正常生髮，水谷自然化生精微，血脂就不會繼續升高了。

另外，荷葉還可以「降濁」，透過小便將蓄積在體內的痰濁水濕排出體外。這樣，一方面升陽健脾，另一方面降濁，雙重作用，減肥除痰濕的效果就達到了。

服用荷葉最簡單的方法就是泡茶，或者將荷葉煎煮後飲用即可。也可以用荷葉與其他食材一同泡茶，比如苦瓜，能讓消腫利水、清熱減肥的效果更好。

荷葉苦瓜茶

◆原料

荷葉乾品20克（鮮荷葉50克），苦瓜乾10克。

◆製作方法

1. 將荷葉與苦瓜洗淨後，放入鍋中，加水適量，煮開5分鐘左右，關火；
2. 荷葉和苦瓜都不要取出，一同倒入大杯中，代茶飲用。

◆**營養功效**

除濕熱，利水消腫，減肥消脂。受不了這道茶飲苦澀味道的朋友，可以根據自己的喜好，在其中加入適量的冰糖。苦瓜也是利水消腫、減肥、清暑除煩的佳品，在此與荷葉一同配伍煮茶，可讓減肥、除濕濁之邪的效果更好。但也因為這道茶飲減肥效果明顯，因此，體型偏瘦，或者陰虛體質的人不要飲用。

除了煮茶以外，也可以用荷葉製成多種藥膳，且口味透著荷葉的清香，非常誘人。比如荷葉粉蒸肉、糯米桂荷藕、荷葉粥等，都帶有荷葉的清香味道，非常受大家歡迎。

而下面這道湯飲不僅受大家歡迎，還非常適合痰濕肥胖者服用。

山楂荷葉排骨湯

◆**原料**

新鮮荷葉1張，山楂15克，排骨500克，薏仁20克，薑片、蔥段、鹽各適量。

◆**製作方法**

1 將排骨洗淨後，放入沸水鍋水煮，荷葉、山楂、薏仁洗淨；

2 將山楂、排骨、薏仁、薑片、蔥段一同放入燉鍋中，加水適量，用大火煮沸後，改中火煲約3小時，放入新鮮的荷葉稍滾後，加鹽調味即可。

◆營養功效

清熱散瘀，通利腸胃。

現代研究發現，荷葉中含有一種特殊的「刮油鹼」類成分，能夠將體內的油脂排出體外，因此，在減肥消脂、提振精氣方面可發揮顯著作用。痰濕肥胖者如果感覺頭腦不夠清醒，平時不妨用荷葉煮茶試試。

—減肥除濕小妙招：側肩運動減肥—

側肩運動可以幫助後背、肩部減脂。

動作要領：坐直，雙腿伸直，腳趾繃緊。屈左腿，把彈力繩繞過腳底，左手握住彈力繩兩端，向左扭轉身子，把右手放在左膝上，盡力扭轉肩膀。呼氣，左腿伸直舉起與地面呈45度。吸氣，放下左腿。如果覺得難度高，可以將雙腳都放在墊子上，不用抬起來；如果覺得難度低，可以將右手伸直，不扶左膝。另一側方法同上。

香櫞——化痰除濕的佳品

朱丹溪曾說過：「善治痰者，不治痰而治氣，氣順則一身之津液亦隨氣而順矣。」也就是說，善於治痰的人，不是將治療的目光放在治痰上，而是放在治氣上，只要氣順了，一身的津液也就隨之順暢了。簡單來說就是，氣順了，痰液等廢濁之物就消散了。而中藥香櫞就可以在行氣中化痰。

香櫞味辛、微苦、酸，性溫，歸肝、肺、脾經，具有疏肝理氣、寬胸化痰、除濕和中的功效，中醫臨床常用它來治療胸脅脹痛、咳嗽痰多、脘腹痞悶、食滯嘔逆、水腫等症。

香櫞的乾片有清香之氣，氣香行散，可以散濕燥濕、疏肝理氣。中醫五行理論認為，肝屬木，脾屬土，肝木功能失常的話，會克犯脾土。如果肝氣鬱滯不舒，不僅導致全身氣機受阻，肝氣亢盛還容易誘發「火氣」，克犯脾土，致使脾的運輸功能以及脾胃的升降功能失常，脾氣不升，胃氣不降，為痰濕創造良好的生成條件。而香櫞可以疏肝理氣，避免這種情況的發生。同時，香櫞可升可降，在調理氣機的同時，恢復脾氣升清、胃氣降濁的功能。由此，就能看到香櫞對脾的健養作用以及對痰濕的防治作用。

用香櫞除濕化痰，可以採用泡茶的方式，只要將新鮮的香櫞15克左右，或者乾製的香櫞片5克左右，放入杯中，沖入沸水，浸泡片刻，代茶飲用即可。患有胃痛、肝痛等症的朋友可以常用香櫞泡茶。此外，還可以將香櫞蒸製之後食用，下面就來看一看做法。

蒸香櫞

◆ **原料**

新鮮香櫞2個，麥芽糖適量。

◆ **製作方法**

將新鮮的香櫞切碎後，放入有蓋的大碗中，加入等量的麥芽糖，隔水上鍋蒸至香櫞軟爛即可。

◆ **營養功效**

化痰行氣，止咳平喘。

蒸製香櫞可能需要幾小時，您可能覺得麻煩，但其實做好後，每次服用1湯匙，早晚各服用1次即可，非常方便。這種養生的方法完全可以用「一勞永逸」形容。

除此之外，還可以用香櫞製成美味的甜酒，下面就來看看。

香櫞醴（甜酒）

◆ **原料**

鮮香櫞200克，蜂蜜100毫升，60度白酒400毫升。

◆ **製作方法**

1 將鮮香櫞洗淨，切碎，入鍋加水適量煮爛；

2 在煮爛的香櫞中加入蜂蜜，倒入白酒，繼續煮沸後關火，倒入細口瓶中密封貯存，一個月後即可飲用。每次10毫升，每日2次即可。

◆ **營養功效**

健脾理氣，解鬱消痰，利膈；適用於胃痛脹滿、痰飲咳嗽、嘔吐少食等症。

如果在製作時能用陳香櫞，效果就更好了。與佛手相比，香櫞疏肝解鬱的功效沒有佛手強，但是化痰的功效卻比佛手強了不少，所以痰濕體質的肥胖者在選用茶飲原料時，最好選用香櫞。

—減肥除濕小妙招：X形雙腿運動減肥—

X形雙腿運動可以幫助腹部、後背、肩部、臀部減肥。

動作要領：直坐在墊子上，屈膝，把彈力繩繞過雙腳腳底，作X形交叉，雙手分別握住兩端。保持膝蓋彎曲狀態，緩慢躺下。讓雙膝貼近胸部，肘部支撐地面，下臂舉起，緩慢抬起頭部和肩部。吸氣，同時伸直雙腿和雙腳，使交叉的彈力繩伸展成X形。默數1下，恢復初始動作，重複8次。如果覺得難度太高，前5次不用把雙腳抬起來；如果覺得難度低，每一次伸展開後，保持姿勢的時間延長到默數5下。

三寶茶——最適宜「三高」肥胖者常飲

生活水準日益提高，吃得好，喝得好，住行等各方面的品質都大為提升，也正是這種優渥的生活讓更多人體內聚集了痰濕，不僅身體肥胖，同時高血壓、高血脂、高血糖等等也一起找上門來。

曾經接診過一位女性患者，62歲，自述常吐痰，口黏膩，常感到頭昏、疲倦，食欲不振。患者身體肥胖，血液內膽固醇含量高，舌有瘀斑，舌苔白而厚膩，脈滑。問診發現患者胸悶刺痛、四肢沉重。隨即診斷患者為痰濕體質，且是因為痰濕內阻誘發高脂血症。在為患者開了相應的藥方後，建議她平時多喝「三寶茶」。

三寶茶

◆原料

菊花、陳皮、普洱茶各5克。

◆製作方法

將以上三者磨為粗末，用紗布袋包好後放入茶杯中，沖入沸水浸泡片刻即可飲用。

◆營養功效

消痰除濕；適用於高血脂、高血壓、高血糖的預防，並能緩解「三高」症狀。

「三寶茶」中，陳皮有理氣健脾、燥濕化痰的功效。菊花味辛、甘、苦，性微寒，歸肺、肝經，具有清肝明目、疏散風熱、消脂降壓等功效。體內有痰濕，且血壓、血脂較高的朋友，在平時喝茶時，不妨加入適量菊花，不僅能降低血脂、平穩血壓，對心血管也有良好的保健作用。

另外，普洱茶具有清理腸道、降脂降壓、減肥的功效。生茶更適合年輕人群，但生茶活性成分較多，容易失眠、感冒發熱、胃潰瘍患者以及孕婦不宜飲用。

普洱茶有生茶熟茶之分，熟茶湯色偏紅，性偏溫，生茶湯色偏綠，性偏涼。普洱茶與脂肪代謝有著很深的關聯，研究顯示，經過獨特的發酵過程，普洱茶可以分解腰腹部脂肪。

其實在《本草綱目拾遺》中就記載普洱茶「解油膩牛羊毒，虛人禁用。苦澀逐痰，刮腸通泄……消食化痰，清胃生津，功力尤大也」，說明了普洱茶能去油膩、消食養胃、化痰降濁、潤腸通便。

所以，痰濕體質肥胖且有高血脂的朋友，不妨多喝普洱茶。可以每天早上起床後空腹喝大約500毫升的淡茶，午飯半小時後再喝一杯濃度適中的茶，晚飯後半小時再一杯。如此飲用就可以發揮刮油降脂的功效。

我們還是回到「三寶茶」上來，「三寶茶」結合了菊花、陳皮和普洱三者的功效，對於痰濕肥胖且有「三高」的朋友來說平時應常喝此茶。而且可以單獨泡茶飲用，也可以兩兩搭配泡茶飲用，不管是單獨飲用，還是搭配飲用，都對痰濕體質肥胖者有一定的養生保健效果。

—減肥除濕小妙招：蛙式伸展運動減肥—

蛙式伸展運動可以幫助後背、臀部、肩部、雙臂、腹部減脂。

動作要領：先取跪姿，腳尖踩地，腳跟立起，把彈力繩繞過雙腳尖，兩手握住兩端。緩慢俯臥到墊子上，伸直雙腿，雙手放在墊子上，掌心朝下。利用腹部和腰部的力量緩慢抬起頭胸部，呼氣，舉起雙手與肩等高，同時抬起雙腿。轉動手臂使掌心向外，繃直雙腿。呼氣，轉動手臂使掌心恢復朝下，放下大腿。重複8次。如果覺得難度高，胸部和大腿可以都不舉起來，放在墊子上；如果感覺難度低，每組動作的最後轉動手臂使掌心朝下的同時，往兩邊打開雙腿，默數3下再放下。

瓜類——藏有祛濕消腫的「減肥明星」

痰濕體質肥胖者，盛夏梅雨季節時，內外合邪，體內濕邪更重，濕阻中焦，致使脾土運輸功能失常，不能正常升清降濁，由此便出現昏昏欲睡、渾身重濁的現象，同時還伴有嚴重水腫。此時，就需要祛濕消腫、健脾，使脾胃升清降濁的功能恢復正常，繼而才能讓整個身體變得輕快、舒暢，讓肥滋滋的贅肉消除。而「瓜類」是能夠祛濕消腫的「減肥明星」。

冬瓜味甘、淡，性涼，歸肺、大腸、小腸、膀胱經，具有化痰止渴、利尿消腫、清熱解暑、潤肺生津等功效，能夠用來改善水腫、小便不利、高血壓、肝硬化等症。冬瓜歷來有減肥的功效，《本草綱目》中就記載冬瓜「令人好顏色，益氣不饑，久服輕身耐老」，說的就是常吃冬瓜可養顏護膚、暢通氣機、減肥、延緩衰老。《本草再新》說冬瓜可以「利濕祛風，消腫止渴，解暑化熱」，明確指出冬瓜祛濕消腫的作用。此外，對於女性朋友來說，冬瓜還是美容佳品，經常食用，可以令肌膚柔潤、白皙、嫩滑，還能有效預防皺紋生成。

冬瓜鯉魚湯

◆原料

鯉魚1條，冬瓜1000克，蔥段、薑片、油、鹽各適量。

◆製作方法

1 將鯉魚處理乾淨，冬瓜去皮洗淨切塊；

2 鍋內加油燒熱，下鯉魚煎至兩面泛黃後，加水，放入冬瓜塊、蔥段、薑片，大火煮沸後，轉中小火煮至魚熟、冬瓜塊軟爛後加鹽調味即可。

◆營養功效

健脾除濕，利水消腫，適合於水腫、小便不利者食用。

南瓜味甘，性溫，歸脾、胃經，具有補中益氣、化痰排膿、解毒殺蟲等功效，能夠改善高血壓、久咳多痰、小便不暢等病症。

現代研究發現，南瓜中含有果膠，它是一種能在消化液中水解的儲存性多醣類，即可溶性纖維，可以發揮保護胃腸消化道黏膜的作用，能防治消化道潰瘍。而且果膠還可以與人體中多餘的膽固醇黏結在一起，降低膽固醇含量，對防治動脈粥樣硬化、高血壓、緩解便秘等具有輔助作用。

南瓜湯

◆原料

南瓜300克。

◆製作方法

將南瓜去皮、瓤，洗淨切成小塊，放入鍋中，加水適量，煮至南瓜軟爛後直接吃瓜喝湯即可。

◆營養功效

健脾除濕，利水消腫；適合於水腫、小便不暢者食用。

西瓜味甘，性寒，具有清熱解暑、生津止渴、利尿除煩的功效，能夠治療胸膈氣壅、滿悶不舒、小便不利、暑熱中暑等症。

喜歡吃西瓜的朋友都有一個感受，吃完西瓜後小便的次數多了，這就是因為西瓜具有通利小便的功效。對於體內有痰濕且四肢水腫嚴重的朋友，可以適量吃些西瓜。不過西瓜性寒，體寒以及脾胃虛寒的朋友應儘量少吃。

西瓜汁

◆原料

西瓜300克，蜂蜜適量。

◆製作方法

將西瓜去皮、籽，切成小塊，放入果汁機中攪打成汁，再加入蜂蜜飲用即可。

◆營養功效

清熱解毒，利尿消腫，生津止渴，降低血壓。

另外還有不少的瓜類食物比如甜瓜、哈密瓜等，也具有一定的利水消腫功效，有水腫現象的朋友平時不妨多吃些「瓜類」食物。

—減肥除濕小妙招：伸展運動減肥—

伸展運動可以幫助大腿、後背和肩部減脂。

動作要領：彈力繩纏過右腳尖，右手抓住兩端，側身，雙腿重疊，雙膝彎曲。把右手放置在臀部，左手掌心朝下放在墊子上。抬起臀部，呼氣，拉動右手，把右腿舉起與頭等高，吸氣，放下右腿。重複4次，再換左腿。感覺動作難度太高的話，不用抬起臀部；感覺難度低的話，左膝也要抬起來。

高粱——燥濕祛痰的健脾「五穀之精」

現代老百姓很崇尚養生，也認可五穀雜糧的養生作用。確實，平時多吃些五穀雜糧確實對健脾養胃、燥濕祛痰、減肥有明顯的作用。

中醫認為，痰濕的生成與吃太多大魚大肉以及精緻食品有著很大的關係，尤其是肥肉等油脂類含量非常高的食物，很容易在體內聚集助濕。而五穀雜糧等粗糧則很少誘發痰濕，還因為富含膳食纖維等利於排便清毒，同時也發揮了減肥瘦身的作用。高粱作為五穀雜糧的一種，就是健脾、燥濕祛痰的佳品。

高粱有「五穀之精」的美譽，其味甘，性溫，歸脾、胃經，具有健脾溫中、消積和胃、燥濕祛痰的功效，脾虛被濕邪所困、消化不良以及濕熱下痢、小便不利等症者，多吃些高粱，就能在一定程度上緩解這些不適症狀。

高粱有兩種，一種是以東北產地為主的不黏的高粱，另一種是性黏的高粱。不黏的高粱健脾養胃、除濕的功效更勝一籌，而黏糯的高粱與糯米一樣，是造酒的上等原料，其酒湯清澈透明、濃香撲鼻、甘潤爽口、回味綿長。我國著名的茅臺酒、瀘州特曲、竹葉青等，都是由優質的高粱釀制而成的。對此，《本草綱目》早有記載，說高粱「有二種，黏者可和糯秫釀酒作餌，不黏者可以做糕煮粥」。就是說黏的釀酒，不黏的可以蒸飯、煮粥、做糕點等。接下來我們就介紹一道由高粱熬煮的粥。

小棗高粱粥

◆ **原料**

高粱米300克，玉米 100克，白糖適量。

◆ **製作方法**

1 將高粱米、玉米 分別洗淨，高粱米用清水浸泡1小時左右；

2 將高粱米、玉米一同放入鍋中，加水適量，大火煮沸後，轉小火熬煮成粥，粥熟後加糖調味即可。

◆ **營養功效**

益氣健脾，開胃生津，增強食欲。

高粱還可以直接炒熟後磨為細粉沖泡食用，下面就來介紹一下它的做法。

高粱大棗糊

◆ **原料**

紅高粱100克，大棗10枚。

◆ **製作方法**

1 將紅高粱、大棗洗淨晾乾，大棗去核；

2 鍋加熱，用小火先將大棗炒焦後，再將高粱米炒至焦黃，接著再將兩者一同磨為細末，服用時，直接取兩者細末用沸水調勻沏泡即可。

◆ **營養功效**

助消化，止泄瀉，尤其適合於消化不良、大便稀薄不成形者食用。

需要注意的是，雖然絕大多數的粗糧都具有寬腸通便的功效，但是高粱更適合脾胃虛弱呈現腹瀉、消化不良等症者食用，具有補脾和胃的作用，由於其澀腸的效果較為明顯，因此便秘者應少吃或者不吃高粱，以免加重便秘症狀。

—減肥除濕小妙招：揮臂運動減肥—

揮臂運動可以幫助腹部、肩部減脂。

動作要領：坐在墊子上，屈膝，將彈力繩纏住兩腿的小腿肚，兩手抓住彈力繩兩端，躺下，小腿舉起，與地面平行，雙手向下拉直彈力繩，要注意雙手伸直，同時抬起頭和肩部。吸氣，快速拉緊與放鬆彈力繩交替5次，呼氣，再快速拉緊與放鬆彈力繩交替5次。覺得難度較高者可以把頭和肩部放在墊子上；覺得難度低的人兩手要更貼近大腿，以增加彈力繩的阻力。

二陳湯——燥濕化痰的經典名方

平日看診時，經常會遇到因為肥胖困擾來就診的患者。曾經有一位女性患者，在一年多的時間裡，身體明顯變胖，增重21.5公斤，尤其是腹部脂肪變得肥厚。問診中，發現患者經常感到頭暈，記憶力下降嚴重，喉嚨間有痰，且常感到疲乏無力，腳下就像踩著棉花一樣，有時候全身還有發木的感覺，飲食和睡眠都正常。臨床檢查發現並沒有血壓、血脂指標偏高的跡象，診斷患者為單純性肥胖。應從健脾化濕理氣方面治療，以減輕體重。給患者開具二陳湯，並在之後的幾次複診中進行配方加減，3個月後，體重下降了15公斤。

二陳湯

◆原料

半夏、橘紅、白茯苓、甘草。

◆製作方法

以上四味藥加生薑7片，烏梅1個，水煎溫服。

◆功效主治

燥濕化痰，理氣和中；主治濕痰證，症見咳嗽痰多、色白易咳出、噁心嘔吐、胸膈痞悶、肢體困重，或頭眩心悸、舌苔白滑或膩，脈滑。

上述案例是單純性的肥胖症，病機為脾虛濕困、痰瘀交阻。脾虛清氣不升，濁氣不降，津液凝滯，瘀積成痰，所以，治瘀痰先要治脾。患者雖然沒有合併高血壓、高血脂等症，但是治療上也並不簡單，透過複診對藥方做加減，比如加入了蒼術、白術、大腹皮、澤瀉、車前子以及香附等藥，使濕氣排出通道暢通，氣機暢通則脾胃功能正常，使痰濕斷了「生生之源」。

其實，二陳湯是燥濕化痰的經典名方，方中半夏辛溫性燥，能燥濕化痰、和胃止嘔；橘紅即陳皮，其性溫燥，能理氣化痰；茯苓健脾滲濕，甘草和中補脾，能使脾健而濕化痰消。由此，全方共奏燥濕化痰、理氣和中之效。之所以叫「二陳湯」，是因為半夏和陳皮都是以陳舊者為佳。

歷代醫家根據痰的成因和性質，在二陳湯基礎上創立了不少新的祛痰方劑，比如滌痰湯，就是在二陳湯的基礎上加了膽南星、枳實、人參、菖蒲、竹茹、大棗組成的，其目的在於滌痰開竅，治療痰迷心竅而致的中風、舌強不語等症；此外，重在理氣化痰、行氣開鬱的導痰湯，也是在二陳湯的基礎上加入制南星、枳實和生薑組成的，對於風痰上擾所致的頭暈頭痛，以及痰飲壅盛所致的胸膈阻塞、噁心嘔吐、食慾不振、咳嗽痰多等症有良好療效。

二陳湯偏辛熱，因此口渴有痰、喜歡喝水的人，運用本方時更適宜去半夏，以貝母、瓜蔞替代。但應注意，此中藥名方在應用時還需要有專業醫生的指導。

方中陳皮、茯苓，在前面曾為大家推薦過一道茶飲，其實二者還可以一起配伍煮粥，下面就來介紹此粥的做法。

陳皮茯苓粥

◆ **原料**

陳皮、茯苓各10克，粳米100克，白糖適量。

◆ **製作方法**

1. 將陳皮、茯苓洗淨後，加水煎煮取汁；
2. 粳米淘洗乾淨，與上述藥汁一同煮粥，粥成後加白糖調味即可。

◆ **營養功效**

健脾燥濕，化痰祛脂，理氣止咳；常用於防治胸脅脹痛、疝氣、乳脹、胃痛、食積等症。

—減肥除濕小妙招：揉肚子減肥（一）—

站直，雙腳稍分開，留一個拳頭的空位，骨盆中正，背部肌肉向上拉伸，腹部肌肉適當收緊。手指併攏，在肚臍的左右兩側用雙手，以擰毛巾狀輕輕捏掐腹部贅肉。

在推拿保健中輕鬆除痰濕

脾胃功能失調，水谷精微以及多餘的水濕停聚在體內，為痰濕打下了基礎，因此將這一基礎「打碎」，痰濕就失去了源泉，接著再除痰濕就輕而易舉了。暢通經絡，使氣血暢通無阻，是祛除痰濕的關鍵，而且經絡養生在中醫養生中也占著非常重要的地位。

下面我們就介紹幾個穴位，以輔助祛除體內痰濕。

1．**中脘穴**　中脘穴與脾胃有著密切的關係，稱為胃的「靈魂之穴」，而且是手太陽小腸經、手少陽三焦經、足陽明胃經、任脈的交會穴。刺激此穴可以改善脾虛的現象，讓脾胃功能得以恢復，同時還能調理因為脾胃功能失調引起的各種病症。

位置：肚臍以上4寸處。

按摩：將右手中指、食指指腹放在中脘穴上，稍微用力，然後在穴位上做有一定穿透力的圓形運動，順時針、逆時針均可。按摩力度以被按摩處有明顯酸脹感為準。

2・**水分穴**　水分穴是任脈上的重要穴位，刺激此穴可以消水腫，並且能夠幫助腸胃蠕動，還可以鍛煉腹肌，避免小腹突出，痰濕體質引起的小肚腩問題也可以透過此穴得到改善。

位置：位於腹部正中線，肚臍上1寸處。取仰臥位，在上腹部，將神闕與胸劍結合點連線進行8等分，連線的下1/8與7/8交點處即是此穴。

按摩：用手按壓此穴即可，以按壓有酸脹感為準。

水道穴可以治療小腹脹滿、小便不利等症，如果將水分穴和水道穴搭配進行刺激，就可以發揮通利水道、利水消腫的功效。

3・**神闕穴**　刺激神闕穴能發揮溫補脾腎、回陽救逆、調理脾胃、理腸止瀉等功效，還具有溫經通絡、祛風除濕、調和氣血的作用，能夠幫助痰濕體質者改善脾胃功能，還有利於消除因痰濕聚集導致的小肚腩。

位置：肚臍中央。

按摩：將中指隔著衣服壓在肚臍上，使肚臍有一定的壓迫感，但又不太難受為準，接著排除雜念，將注意力集中在肚臍上。如此保持自然呼吸100次以上，放鬆。每天睡前指壓一次即可。

艾灸：可以採用隔鹽灸的方法，即將少量食鹽放在肚臍窩中，上面放上錢幣大小的生薑片，然後用艾條灸。每天堅持灸10～15分鐘，灸一個星期左右即可。注意溫度不要太高。

4・**關元穴**　關元穴是補氣要穴，刺激此穴，能發揮補腎壯陽、溫通經絡、理氣和血、補虛益損、壯一身之元氣等作用，非常適合痰濕體質者祛除體內病邪。

位置：位於腹部，肚臍向下3寸，即併攏四指處即是。

艾灸：艾灸時採用溫和灸（靠近穴位施灸，並保持一定的距離，1釐米左右為宜）。點燃艾條後對準穴位進行施灸，以患者感覺熱度適中，不過分灼熱為宜。一般保持10～15分鐘即可，皮膚有潮紅感為止。

按摩：以關元為圓心，用左手掌或右手掌做逆時針及順時針方向摩動3～5分鐘，然後隨呼吸按壓關元穴3分鐘即可。還可以將雙手交疊在一起置於此穴上，稍用力，快速而小幅度地上下推動，直到局部有酸脹感為止。

5．**陰陵泉穴**　陰陵泉穴如果受濕氣入侵，會出現膝蓋疼痛、兩腳笨重、行走不暢的感覺。而刺激此穴，能夠達到清利濕熱、通經活絡的效果，可以幫助緩解腹脹、膝痛等不適感。

位置：位於小腿內側，在脛骨內側髁後下方凹陷處。採用正坐或仰臥姿勢，由膝蓋下方向膝蓋方向摸索，在膝蓋內側碰到大骨處即是。

按摩：以點按為主，每次按摩100～160下，每日早晚各1次。

艾灸：可以每天用艾灸熏灸此處3～5分鐘。

6．**足三裡穴**　足三裡穴是中醫養生要穴，刺激此穴可以暢通氣血、溫中散寒、化瘀消腫、健脾和胃、增強正氣等，能夠防病強身、延年益壽。

位置：位於小腿前外側，當犢鼻穴下3寸，距脛骨前緣一橫指處便是。也可站立，把同側的手掌張開，虎口圍住髕骨上外緣，四指直指身下，食指按在脛骨上，中指尖所指的地方即是此穴。

艾灸：將艾條一端點燃，對準足三裡，距0.5～1.0寸進行熏灸，使患者局部有溫熱舒適感即可，一般每側穴灸15～20分鐘，至皮膚稍呈紅暈為準，隔日施灸1次，一個月灸10餘次為宜。老年人可於每日睡前30分鐘左右施灸。施灸時注意避風。

按摩：將拇指或中指在足三裡穴處按壓，每次5～10分鐘。按壓時以感到有針刺樣的酸脹感、發熱感為宜。

對於長時間坐在辦公室的上班族來說，長時間坐著，難免會感到體乏肢酸，如果瞭解了上述穴位的大致位置，閒暇時對這些穴位做簡單的按摩刺激，不僅能舒緩身體，同時還能有助於強身健體，進而祛除體內的痰濕病邪。

—減肥除濕小妙招：揉肚子減肥（二）—

保持站直的姿勢，打開左右手，手指併攏伸直，放於左右胸部下方，手指的上半部分與上腹部接觸，然後垂直往下，用指腹緩緩地往下腹推壓，做10個來回。

第3章 補腎利濕除水腫，幫你消除惱人的「病態肥」

中醫認為「腎主水」，這裡的水指的就是體內一切正常液體的總稱。《黃帝內經》中說，「腎者主水，受五臟六腑之精而藏之」，還說「腎者，水髒，主津液」，說的就是腎發揮著主持和調節人體水液代謝的作用。《景嶽全書》中說「腎主水，水泛亦為痰」，如果腎代謝水液的功能失常，水濕停滯於體內，最終就成了痰濕，痰飲、水腫等病症就會出現。因此，減肥瘦身除痰濕，還需要強腎補腎，保持腎調節水液的功能正常發揮。

腎主水，強腎補腎讓水濕正常輸布、排泄

前面說了痰濕與脾的關係，並且帶大家瞭解了如何透過健脾強脾來祛除體內的痰濕，不過痰濕的形成，與腎也有著密切的關係。

中醫認為「腎主水」，這裡的水指的就是體內一切正常液體的總稱。《黃帝內經》中說，「腎者主水，受五臟六腑之精而藏之」，還說「腎者，水髒，主津液」，說的就是腎發揮著主持和調節人體水液代謝的作用。《景

嶽全書》中說「腎主水，水泛亦為痰」，如果腎代謝水液的功能失常，水濕停滯於體內，最終就成了痰濕，痰飲、水腫等病症就會出現；而腎的水液調節作用正常，就能避免多餘的水液在體內集聚，由此就避免了痰濕在體內生成。因為腎虛不能正常調節水液所致的肥胖就屬於「病態肥」，按照一般方式減肥的話，往往發揮不到理想的效果，只有將腎補益好了，才能真正達到減肥目的。腎主水液的這一功能主要是透過腎的氣化作用來實現，具體來說，有以下三個方面的表現。

首先是**促進各臟腑的氣化作用**。腎是人體的先天之本，腎的氣化功能也是全身氣化的總動力，能夠促進各臟腑氣化的作用。正常情況下，體內的津液，透過胃的攝入、脾的運輸以及轉輸，還有肺的宣發和肅降，最後在腎的蒸騰氣化作用下，然後透過三焦，輸送到全身。《景嶽全書》中就說「蓋水為至陰，故其本在腎」，說的就是人體津液之本在腎。這種經過腎代謝後的津液，變為汗液、尿液和氣被排出體外。腎的重要作用就在於，它的蒸騰氣化，主宰了整個身體的津液代謝，不管是肺還是脾等，對水液的調節，最終都要依賴腎中精氣的蒸騰氣化，尤其是尿液的生成和排泄，與腎中精氣的蒸騰氣化直接相關，而尿液的正常生成和排泄，對體內津液代謝平衡又發揮著至關重要的作用。

其次，**膀胱的開合由腎說了算**。尿液的正常排泄，對體內水液的平衡發揮著重要作用。中醫認為，「腎司二陰，主二便」，膀胱的開合依賴腎的氣化。腎的氣化正常，膀胱開合也正常，尿液可以正常排出；但如果腎的氣化失常，膀胱的開合就受到影響，致使其開合不利，由此就出現了尿少、水腫等症；或者膀胱少了約束，致使多尿、遺尿等症狀出現。

最後，**腎與三焦的氣化有關**。三焦是水液運行的道路，《黃帝內經》就有「三焦者，決瀆之官，水道出焉」的理論，同時還有「腎合三焦、膀胱」的說法。所以，腎的氣化功能正常，三焦水道就通利，氣化正常，水液輸布、排泄等都正常；但如果腎的氣化功能失常，三焦氣化也會失常，致使水道不利，水液停聚，由此就出現了水腫、脹滿等症。

所以，臨床上由於水液代謝失常引起的水腫、小便不利，或者遺尿、尿失禁等症，基本上都會從溫腎利水、益腎固攝的角度去治療，而且對於因其他臟腑氣化失常所致的水液代謝失常等問題，也都是從腎的角度治療。因此，日常養生防治痰濕，還要多吃些補腎養腎的食物，同時也要進行一些有益於腎的小功法、小動作等，接下來的幾節就會為大家具體介紹一些實用的方法。

—減肥除濕小妙招：揉肚子減肥（三）—

兩手打開，手指併攏伸直，分別放在肋骨下方，指尖相對，然後水準地從外側往中央推壓上腹部，每次做10個來回，每天做3～5次。

玉米鬚煮茶——非常好的減肥瘦身飲料

腎代謝水液失常，最明顯的一個症狀就是水腫，還常伴有小便不暢等症。這也是體內水液氾濫成「災」的一大表現，如果不能及時將這些水液進行調節、排出的話，就積聚為痰，形成痰濕了。而已經形成痰濕體質的人，更應該積極養腎、調節水液，如此才能讓水腫消失，讓小便暢快。遇到這種情況，我們就不妨試試玉米鬚。

玉米鬚就是玉米皮包裹下的絲絲縷縷的像鬍鬚一樣的東西，又稱為龍鬚。用來泡水喝口感很好，甜絲絲的，不僅對身體有益，還經濟實惠，可以作為全家人的保健茶。從中醫的角度來說，玉米鬚味甘，性平，歸膀胱、肝、膽經，有清濕熱、理肝膽、利尿消腫的作用，臨床上常將它作為降血壓、降血糖、降血脂等保健藥物，同時也用於腎炎水腫的治療。比如《民間常用草藥彙編》中就記載玉米鬚可以降低血壓、利尿消腫；《四川中藥志》也記載玉米鬚能清血熱、利小便。由此可以看出玉米鬚有利尿清熱、消腫的作用。

現代藥理研究也表明，玉米鬚中含有大量的硝酸鉀、維生素K、谷固醇、豆固醇和一種揮發性生物鹼，這些物質具有利尿、降壓、降血糖、止血、利膽等作用。因此，以玉米鬚為主藥製成的中醫驗方非常多，治療病症也非常廣泛。

中醫有「腎與膀胱相表裡」的說法，書中雖然沒有玉米鬚直接對腎有養護作用的記載，但是它可以通利膀胱、暢通小便，由此也能說明它有助於腎的補養。玉米鬚的服用方法非常簡單，用它來煮湯飲用即可。

玉米鬚湯

◆原料

乾玉米鬚50克（鮮品100克）。

◆製作方法

將玉米鬚洗淨後，放入砂鍋中，加水適量，煎煮約1小時後，取汁飲用即可。

◆營養功效

清熱利濕，利尿消腫。

不少人都喜歡吃煮玉米，但煮之前很多人都習慣將玉米鬚連皮一起丟掉，其實這種做法非常浪費。如果將玉米鬚和玉米一起煮，煮熟後吃玉米喝湯，而這湯就成了一道非常方便的保健茶，尤其在夏季飲用這種保健茶，既清熱消暑，還能利尿消腫，是非常好的減肥瘦身飲料。

在煮玉米鬚茶的時候，還可以根據自己的喜好，在其中加入其他輔料，比如菊花、枸杞子等，為了讓減肥瘦身效果發揮更出色，我們可以用荷葉來搭配玉米鬚一起煮茶飲。

玉米鬚荷葉茶

◆ **原料**

玉米鬚25克（鮮品50克），荷葉10克（鮮品30克）。

◆ **製作方法**

將玉米鬚與荷葉分別洗淨後，放入砂鍋中，加水適量，煎煮1小時左右，取汁代茶飲用，連續飲用2～3個月。

◆ **營養功效**

清熱利濕，利尿，降脂化濁，減肥瘦身。

此外，我們再介紹幾個玉米鬚用於防治腎虛水腫的食療方法。

腎炎水腫尿少：玉米鬚50克，黃精10克，水煎服。每日1劑，分早、晚2次服用。可以除濕利尿、消水腫。

膀胱炎、小便黃赤：玉米鬚50克，車前子（包煎）9克，甘草6克，煎湯。每日1劑，分早、晚2次口服，5天為1個療程。可清熱利尿、消炎。

尿血：玉米鬚50克，白茅根18克，水煎服。每日1劑，分早、晚2次服用，5天為1個療程。可清熱利尿、消炎止血。

—減肥除濕小妙招：揉肚子減肥（四）—

挺直腰背，背部肌肉向上拉伸，收緊腰腹周圍的肌肉，左右手交替從側腰的下方往上有節奏地輕擦，將兩腰上的多餘贅肉都往上提拉，兩手各輕擦10次。

竹筍——化痰「利水道」可消腫瘦身

在對付痰濕肥胖的過程中，我們要特別提一下竹筍。文人李笠翁把竹筍譽為「蔬食中第一品」。此外，竹筍不僅是一道滋補佳品，而且有較為廣泛的藥用價值。

中醫認為，竹筍味甘、微苦，性微寒，歸肺、胃、大腸經，具有清熱化痰、益氣和胃、養肝健脾、消油膩、利水道、利膈等功效，能用來輔助治療水腫、腹水、足腫、急性腎炎水腫等症。竹筍的這一功效在不少中醫典籍都有記載，比如《本草求原》中就說竹筍「清熱除痰」，《隨息居飲食譜》也認為竹筍可以「降濁升清，開膈消痰」，唐代名醫孫思邈在《千金方》中指出竹筍「主消渴、利水道、益氣力、可久食」，明代藥物學家李時珍在《本草綱目》中認為竹筍有「化熱、消痰、爽胃」的功效，清代養生學家王孟英在《隨息居飲食譜》中則說竹筍「舒鬱、降濁升清，開膈消痰」，這些都在提示大家，竹筍是痰濕肥胖者減肥的佳品。

現代營養學研究也表明，竹筍具有低脂肪、低糖、多纖維、少澱粉等特點，因此，非常適合體內有痰濕的肥胖者食用。一年四季當中，春、夏、冬三季都能吃到鮮嫩的竹筍，其中春筍和冬筍的味道最好。下面我們就來介紹一道由竹筍製成的適合痰濕肥胖者養生保健的食療方。

春筍粥

◆原料

小米100克，春筍100克，鹽、雞精各適量。

◆製作方法

1. 將春筍去皮，切成薄片，洗淨；
2. 小米洗淨後，放入鍋中，加水適量，大火煮沸後，轉小火煮至半熟時，加入春筍片，繼續煮至粥熟，調入鹽、雞精即可。

◆營養功效

通利水道，化痰消腫，消食，養脾胃，促進腸道蠕動。經常食用能滋養身體，消除腹部腫脹、便秘等症狀。

竹筍有特有的清香，常吃可以開胃、促消化，對消化不良引起的各種病症有很好的食療作用。同時竹筍含有大量的植物纖維，這種物質能促進腸蠕動，增加腸道對水分的貯留量，降低了糞便的黏度，更利於糞便的排出，因此，對於治療便秘、預防腸道疾病等有益。

竹筍與鯉魚一同煮湯，也能發揮良好的除濕降濁效果。

竹筍鯉魚湯

◆原料

鯉魚1條，鮮竹筍500克，西瓜皮400克，眉豆50克，薑片、鹽、味精、料酒各適量。

◆製作方法

1. 將鮮竹筍去殼，削皮，切片，西瓜皮去外面的硬皮，切成小塊，將鯉魚處理乾淨後，在魚身上劃「十」字紋，眉豆洗淨；
2. 將鯉魚、竹筍片、西瓜皮塊、眉豆、薑片放入鍋中，加入開水和料酒，用大火煮沸後，再轉用小火煲2小時後，加鹽、味精調味，接著繼續煮3～5分鐘即可。

◆**營養功效**

祛濕降濁，健脾利水。非常適合痰濕體質者因濕濁內盛而引起的身重困倦、足脛水腫麻木、肥胖等症狀以及高血壓、高血脂等患者食用。

其實，竹筍用來炒、燒、拌、熗等都可以，還可以用來做配料或包子餡、餃子餡、春捲餡等，在為人們提供美味的同時，還發揮了清油肚肥腸的效果。

選購竹筍也是有技巧的，筍體粗壯、筍節短小、筍殼嫩黃或淡黃略帶粉紅、筍殼完整、飽滿光潔，整個竹筍乾濕適中、沒有凹陷和斷裂痕跡，這樣的竹筍品質上佳。

—減肥除濕小妙招：揉肚子減肥（五）—

左右手的手指自然併攏，沿著骨盆下側，輕輕地按壓此處，讓熱力輸送到腹部內側，然後往上輕擦腹部，提拉恢復內臟平衡。注意，拇指是收在手掌上的。

紅豆鯉魚湯——讓濕邪從小便溜走

對付痰濕，大家不妨常吃「紅豆鯉魚湯」。紅豆鯉魚湯主料就是赤小豆和鯉魚，兩者在除痰濕方面都有不錯的效果，尤其可以通利小便，利於濕邪的排出。

紅豆味甘，性平，歸心經，具有健脾利濕、消腫解毒、清心除煩等功效。

紅豆的養生功效主要體現以下三個方面。

①利水濕、消水腫。古代醫家多將紅豆作為利尿劑來治療多種水腫，比如腎性水腫、心源性水腫、肝硬化腹水、腳氣病水腫以及孕期產後水腫等。

②消肥胖。在唐代陳士良的《食性本草》中就有紅豆「久食瘦人」的記載。

③通乳汁。產後缺奶，民間就常用紅豆煮粥或湯來服用以催乳，比如《產書方》中就記載「乳汁不通，煮赤小豆取汁飲」，說的就是紅豆湯飲具有通乳的功效。

鯉魚味甘，性平，歸脾、腎、肺經，具有補脾健胃、通乳汁、利水消腫等功效，可用於脾胃虛弱、飲食減少、食欲不振、脾虛水腫、小便不利，或腳氣、黃疸等症。《本草綱目》中這樣記載：「鯉，其功長於利小便，故能消腫脹、黃疸、腳氣、喘嗽、濕熱之病，煮食下水氣，利小便。」說的就是鯉魚具有消水腫、利小便的作用。

在長期的實踐中，明代醫藥家李時珍就發現，用紅豆與鯉魚、鯽魚等一起煮食，可以利水消腫、通利小便，讓多餘的濕邪從小便排出。所以，痰濕肥胖者日常多吃紅豆鯉魚湯總是沒錯的。

紅豆鯉魚湯

◆**原料**

鯉魚1條（1000克左右），紅豆50克，陳皮、草果各5克，植物油、薑片、蔥段、鹽各適量。

◆**製作方法**

1 將鯉魚刮淨鱗片，去鰓和內臟，洗淨，紅豆、陳皮、草果洗淨，先用清水浸泡1小時；

2 鍋內加油燒熱，炒香薑片、蔥段，將鯉魚過油煸炒，然後將紅豆、草果、陳皮一同放入魚腹中裹好；

3 砂鍋加水燒沸，放入鯉魚，加鹽調味，改用中火燉15分鐘即可。

◆**營養功效**

清熱化痰，健脾利濕，補腎消腫。非常適合痰濕體質者見疲勞、四肢無力、渾身困重、氣喘、氣促、食欲差等食用。

中醫養生講究五色養五臟，而紅豆色紅，可以養心，由此李時珍稱紅豆為「心之穀」。尤其是小滿時節，雨水較多，雨量也大，濕氣和暑氣都重，在這種環境影響下，人的情緒波動也較大，所以此時多吃些紅豆最是消暑、清熱、祛濕，還養心安神。

而且現代研究也發現，紅豆富含鈣、鐵、鋅、硒等營養元素，其中富含的鉀元素，能夠補充人體因為夏季炎熱出汗而流失的鉀離子。暑夏是多雨濕重的時節，用紅豆與節瓜等一起煲湯是很好的選擇。

紅豆節瓜湯

◆原料

紅豆50克，山藥30克，豬肉500克，節瓜500克，陳皮1/4個，薑片、油、鹽各適量。

◆製作方法

1. 將紅豆、山藥、陳皮洗淨，浸泡，陳皮刮去瓤壁，節瓜刮皮及茸毛，洗淨，切塊狀，豬肉洗淨，整塊不刀切；
2. 將所有材料以及薑片一同放入鍋中，加入清水，煮沸，然後改小火煲2小時，加適量油、鹽調味即可。

◆營養功效

清熱消暑，開胃健脾，利水祛濕，消腫減肥。

痰濕體質者體內除了有痰濕之外，往往還有濕聚而化的熱、火等，因此，痰濕體質者在夏季更容易出現一些病症，比如頻繁中暑等。此時就更要注意多選擇飲食，儘量多吃些紅豆類的食物，以減輕身體負擔。

—減肥除濕小妙招：揉肚子減肥（六）—

將兩手放至骨盆下側，先輕輕按壓，然後順著骨盆下側的邊緣，往左右兩側斜著向上輕擦，充分疏通腹股溝周圍的淋巴結，從而達到排毒減脂的目的。

痰濕者要多吃「海產品」

來自海洋的食物，比如海帶、紫菜、海蜇等，大多具有一定的除濕利水、化痰散結、養脾益腎、降血脂、降血壓的功效。

海帶味鹹，性寒，歸肝、胃、腎經，具有消痰、軟堅、利水的功效。此外，現代研究還證明，海帶能清除血脂、健腦補血。海帶的吃法很多，煮湯、清燉、涼拌等都可以，比如單獨用海帶煮湯就能發揮清熱祛濕、減肥瘦身的效果，只要將適量海帶絲加水煮沸，用鹽、味精、胡椒粉調味即可。在此我們要為大家推薦一道海帶糖漿。

海帶糖漿

◆ **原料**

海帶500克，生薑50克，紅糖適量。

◆製作方法

1 將海帶、生薑洗淨，切碎後放入鍋中，加水適量，用小火煮沸；

2 加入紅糖，一邊加一邊攪拌，直到整鍋湯呈黏稠狀後，停火冷卻，放入瓶中密封，每日3次，每次取15毫升，用沸水沖開後服用即可，10天為1個療程。

◆營養功效

消痰祛濕，健脾和胃。對痰濕體質者症見痰多、氣喘、咳嗽等有改善。也能輔助治療慢性支氣管炎、哮喘等。紫菜味甘、鹹，性寒，歸肺、腎經，具有化痰軟堅、清熱利水、補腎養心等功效。甲狀腺腫、水腫、慢性支氣管炎、咳嗽、腳氣、高血壓等患者，都適合多吃些紫菜。朱丹溪曾說：「凡癭結積塊之痰，宜常食紫菜，乃鹹能軟堅之義也。」意思是說，紫菜能化解體內的堅硬之物，也包括痰。此外，在《隨息居飲食譜》中也說，紫菜具有清熱去煩、開胃等功效。

早餐用紫菜做湯是最常見的吃法，比如紫菜蛋花湯、紫菜蝦皮湯等，不過因為紫菜屬性寒涼，所以平時脾胃虛寒的人以及腹痛便溏的人不宜吃紫菜。身體虛弱的人食用時最好能加些肉類來降低其寒性，且一次不能吃太多，否則會引起腹脹、腹痛等症。下面就來介紹一道由紫菜和瘦肉製成的湯。

紫菜瘦肉湯

◆ **原料**

紫菜50克，白蘿蔔50克，豬瘦肉30克，陳皮5克，生薑末、蔥花、油、鹽、胡椒粉各適量。

◆ **製作方法**

1 將白蘿蔔洗淨切片，豬瘦肉洗淨切絲；

2 鍋內加油燒熱，放入生薑末熗香，倒入清水，放入紫菜，用小火煮沸，接著下瘦肉絲、白蘿蔔片、陳皮，用中火煮沸後，調入鹽、胡椒粉，撒上蔥花即可。

◆ **營養功效**

化痰軟堅，清熱利水，補腎養心。經常食用可以消除腿部脂肪，且能治療甲狀腺腫、高血壓等症。

海蜇也是非常受大眾歡迎的一種海產品，其味甘、咸，性平，歸肝、腎經，具有清熱化痰、消積去腫、潤腸解毒、降壓消腫等功效。對於海蜇的養生功效，在不少中醫典籍中也有記載，比如《醫林纂要》中就說海蜇可以化痰、祛濕邪；《隨息居飲食譜》中也說海蜇可以清熱消痰、行瘀化積等。海蜇的吃法也很多，涼拌、清炒等都可以，下面就為大家推薦一道用海蜇炒的豆芽，除濕利水的效果非常好。

海蜇炒豆芽

◆**原料**

海蜇、綠豆芽各150克，紅椒絲、香菜段、胡椒粉、蔥花、蒜末、油、料酒、醋、鹽、味精各適量。

◆**製作方法**

1. 將海蜇洗淨切細絲，放開水中燙一下，撈出瀝乾水分，綠豆芽洗淨；
2. 鍋內加油燒熱後，下入蔥花、蒜末煸香，放入綠豆芽、海蜇絲、紅椒絲、料酒、鹽，用大火快炒約2分鐘後，加入香菜段、胡椒粉、醋、味精翻炒均勻即可。

◆**營養功效**

清熱化痰，減肥瘦身；非常適合痰濕體質者食用。

—減肥除濕小妙招：揉肚子減肥（七）—

將右手手掌打開，手指自然伸直併攏，放在骨盆右上方、右側腹部上，然後從外往內，從上往下地斜著輕擦右腹，做完後換左側。可減少腹部贅肉。來回做幾次。

熱水泡腳——簡單除濕祛水腫

大家平時會有這樣的體驗：在長時間走路或者長時間坐著不動後，下肢就會出現明顯的水腫，其實，對於需要補腎的痰濕體質者來說，這種現象更為普遍，甚者在日常生活中下肢水腫都很明顯。此時我們可以透過泡腳的方式來改善這種症狀。

中醫學認為，足底是各經絡起止的彙聚處，分布著60多個穴位和與人體內臟、器官相連接的反射區。尤其是足少陰腎經起於足小趾端，斜向於足心（湧泉穴），出於舟骨粗隆下（然骨穴），經內踝後進入足跟，再向上沿小腿內側後緣上行。也就是說，腎經在腳上有很重要的分布，所以經常泡泡腳，有刺激腎經的作用，對補腎扶正有益。

如果想要泡腳真正發揮養生的目的，還要注重一些細節。

1・**泡腳時間**　一般來說，晚上9點泡腳護腎、補腎功效最強。因為這個時段腎經氣血較弱，所以此時泡腳可以使身體熱量增加，體內血管擴張，促進體內血液循環。同時，白天緊張了一天的神經，以及勞累了一天的腎臟，都可以透過泡腳得到徹底放鬆和充分的調節，人也會因此感到舒適。因此不管你幾點睡覺，最好在此時泡泡雙腳。

雖然9點左右最適合泡腳，但是還需要注意的是，一定要在晚飯1小時後再泡腳。很多人晚上9點剛吃完晚飯，此時就不宜馬上泡腳，否則會影響食物的消化和吸收，從而導致身體氣血不足。

整個泡腳的時間不要超過30分鐘，尤其是老年人，因為泡腳時血液會流向下肢，腦部易產生供血不足，泡腳的時間越長，這種現象發生的概率越高，因此需要特別注意對泡腳時間的控制。

2・**泡腳水的溫度**　泡腳水的溫度也要控制好，最好在40℃左右，涼了可以加熱水，但不可太燙。有些人喜歡用溫度高的水燙腳，有些則直接用涼水沖腳，這樣的做法都不正確，都起不到養生的效果。

泡腳時選用木質的泡腳盆比較好，這種盆不僅可以保持水溫，如果用中藥泡腳，還不會影響藥效。

3・**泡腳水內容**　很多人泡腳就是用單純的溫水，裡面什麼也不加。其實藥浴也是中醫養生的一部分，如果在泡腳的同時，將一些中藥泡在水中，煎煮晾溫後泡腳，會加強養生的效果。

比如在泡腳前，將適量的鹽放入腳盆中溶化，再泡腳，可以發揮補腎、抗衰老的作用。用鹽水泡腳，可以讓鹽水的有效成分進入腎經，促進腎經的氣血運行。

4・**配合按摩**　泡完腳後，再做幾分鐘的足底按摩，更有利於促進全身的血液循環，調節全身的臟腑器官。

這裡介紹一個位於足底的穴位，那就是湧泉穴。湧泉穴直通腎經，是腎經的首穴。《黃帝內經》中講：「腎出於湧泉，湧泉者，足心也。」也就是說，腎經之氣來源於足下，湧出灌溉和滋養全身，而湧泉穴就是腎之源頭。在足心凹陷處，蹺足心時，足底會出現一個人字形溝，湧泉穴就位於人字形溝的頂點。每天洗完腳後，按摩湧泉穴十幾分鐘，然後上床入睡，長期堅持，會發揮明顯的補腎扶正的效果。

—減肥除濕小妙招：揉肚子減肥（八）—

保持全身直立，充分往上拉伸背部肌肉，挺直上身並收緊腹部肌肉，將左手橫著放於後側骨盆的上方，即後腰與臀部連接的部位上，然後順著左側腰線，往上輕擦後腰，左右交替地來回做幾次。

第4章

肺貯痰，調水道，宣肺清肺除痰濕好減肥

「肺為貯痰之器」，由此可以得出痰濕的生成與肺有著直接的關係。體內有痰濕，肺的宣降功能失常，痰濕就集聚在肺中了，此時就會出現胸悶痰多等症狀。從中醫理論上來講，肺有通調水道的作用，就是說，水液的輸布運行、排泄等，都是肺在疏通和調節，而這個過程的實現，還是肺主呼吸、宣降等功能的體現。只有肺的功能正常，才能有效祛除痰濕。本章就從宣肺化痰的角度講如何祛痰濕。

「肺是貯痰之器」——宣肺養肺讓痰濕快速消失

前面我們說了，體內有痰濕，與五臟都有關係，尤其與脾、肺、腎的關係最為密切，下面就說說痰濕與肺的關係。

痰濕體質者有一個非常明顯的特徵就是胸悶痰多，而這與肺就有直接的關係。中醫有「肺為貯痰之器」的說法，體內有痰濕，肺的宣降功能失常，痰濕就會聚集在肺中，出現胸悶痰多等症狀。

歷史上的司馬昭就是因為痰濕致命的。

三國後期，司馬昭獨攬大權，生活水準日益提高，於是整日大魚大肉，就是如此大吃，讓原本健康強壯的身體逐漸轉向了痰濕體質，所以經常有痰多胸悶的症狀出現，雖然加以治療，可是卻沒能找到痰濕的根本，結果就在他準備登基的時候，忽然中風不語，接著就一命嗚呼了。

從中醫理論來講，肺有通調水道的作用，就是說，水液的輸布、排泄等，都是肺在疏通和調節，而這個過程的實現，還是因為肺主呼吸、宣降等功能的體現，主要是兩方面：一是肺氣宣發，津液和水谷精微物質靠肺的宣發佈散於全身，讓全身的皮毛受益，同時還透過宣發衛氣，讓腠理正常開合，以使汗液正常排泄，調節體內水液的平衡；二是肺氣肅降功能正常，津液和水谷精微物質能夠正常向下傳輸，然後再經過腎的氣化作用，該吸收的吸收，不吸收的廢液就轉化成了尿液透過膀胱排出體外。

從上面的敘述中我們就能看出，肺對體內水液的調節，一方面體現在呼吸和排汗上，另一方面體現在排尿上。大家可能要說了，排尿與腎相關，關肺什麼事兒呢？其實中醫有「肺主行水」「肺為水上之源」的說法。從五臟的位置上來說，肺的位置最高，正是這一居高的位置，能夠順暢地讓人體水液外達於體表，下輸於腎和膀胱，由此才有了「行水」「水上之源」的說法。

其實從中醫五行來說這一點也可以解釋通，中醫認為，腎屬水，肺屬金，肺金生腎水，所以臨床上補腎養腎多會注意養肺金，而且在一些病症的治療上，也常常遵循「提壺揭蓋」的方法。舉個例子解釋一下：腎性水腫，其根本是腎對水液的代謝無力，但是懂得「章法」的中醫就會運用開上竅利下竅、宣肺利水、益氣行水的方法來調腎，腎的問題卻不從腎治，而是從肺治，這就是「提壺揭蓋」，這種治療方法往往都能取得較好的療效。這就是肺對水液代謝所發揮的特殊意義。

要宣肺除痰濕，日常適合吃一些新鮮的水果、蔬菜，尤其是具有健脾利濕、化痰去痰的食物，比如白蘿蔔、荸薺、紫菜、洋蔥、白果、扁豆、薏仁、紅豆、冬瓜、海帶等；要少吃易生痰生濕的食物，比如飴糖、石榴、大棗、枇杷、肥肉以及其他甜、黏、油膩、酸澀的食物等，比如李子、石榴「多食生痰」，柿子「凡中氣虛寒，痰濕內盛皆忌之」，大棗屬可補氣養血，但易助痰濕，枇杷「多食助濕生痰」，痰濕體質者不宜吃。此外，海螺、蚌肉、牡蠣肉等海鮮以及鴨肉、梨、山楂等，也應少吃或者不吃。

所以，肥胖的痰濕體質者，若想達到祛除痰濕、減肥瘦身的目的，就要讓脾、肺、腎「強強聯合」全方面養護。

—減肥除濕小妙招：面膜瘦臉—

小臉是許多女人的追求之一，而借用面膜就可以達到瘦臉的目的。中醫認為臉部的肥胖一般是由痰、濕和氣虛造成的，所以可以採取中藥面膜瘦臉，中藥面膜可以使面部多餘的脂肪積極轉化，促進局部新陳代謝，從而達到瘦臉的目的。比如木瓜優酪乳面膜，只要取適量的木瓜和優酪乳，將木瓜打成泥，放入優酪乳中，兩者混勻後，敷於臉上，15分鐘後洗淨。這樣就可以發揮美膚去脂的功效。

白芥子——化痰逐飲，祛肺部、上焦的痰濕效果好

上焦尤其是肺部有痰濕壅阻時，多會出現咳喘痰多、胸滿脅痛等症狀，如果有朋友被痰濕所困，並出現了這些症狀，不妨試試白芥子。

白芥子又叫炒芥子，其味辛，性溫，歸肺經，具有溫肺豁痰利氣、散結通絡、止痛等功效，臨床常用來治療咳喘痰多、胸滿脅痛、關節腫痛等症。

白芥子辛散溫通，辛氣重，散通的功效也非常明顯，所以通經活絡、舒暢氣機以及祛寒豁痰、消散結腫的作用也很明顯。對於白芥子的養生功效，在《本草綱目》中有這樣的記載：「利氣豁痰，除寒暖中，散腫止痛，治咳嗽反胃，痺木腳氣，筋骨腰節諸痛。」由此也能看出白芥子化痰祛濕的作用。《韓氏醫通》中收錄的「三子養親湯」就是由白芥子和紫蘇子、萊菔子一同製成的，是用來治療寒痰壅肺、咳喘胸悶、痰多難咳等症的良藥。

而現代藥理研究表明，白芥子含有芥子苷、芥子鹼、芥子酶等，這些物質具有較強的刺激作用，如果將芥子油弄到皮膚上，會產生發熱的感覺，同時局部皮膚還會發紅，甚至起水皰、膿皰。芥子粉能用來調味，可以促進唾液分泌，刺激胃黏膜，增加胃液、胰液的分泌，但是不能大量服用，否則會引起嘔吐等不良症狀。

在對付痰濕肥胖時，有經驗的中醫會採用壓耳穴的方法，用白芥子壓耳穴就是其中一種。具體方法是將白芥子藥粒貼敷於耳穴上，按壓2～3分鐘後，用膠布固定住，每週換一次藥即可，換5次藥為1個療程，如果還想繼續壓穴治療，可以先休息1個月後，再繼續進行第2個療程。主要壓穴點為飢點、口、肺、脾，配穴內

分泌、直腸下段。堅持用白芥子壓這些耳穴就能減肥，而且效果還不錯。

因為白芥子具有辛散燥烈的屬性，而且刺激性強，如果與粳米、小米等一同煮粥服用，就可以制約其刺激性，從而更好地發揮它養生保健以及治療疾病的作用，尤其是對痰飲停滯、咳嗽氣促、胸膈滿悶、脅肋疼痛等症，效果非常好。

白芥子粥

◆ **原料**

白芥子10克，粳米100克。

◆ **製作方法**

1. 將白芥子洗淨，放入鍋中，加清水適量，浸泡5～10分鐘後，水煎取汁；
2. 粳米淘洗乾淨，與白芥子藥汁一同煮粥服食即可，每日1劑，連續服用2～3天。

◆ **營養功效**

溫肺祛痰，通絡止痛；適用於咳嗽氣喘、胸膈滿悶、肢體關節疼痛、麻木等症。

這道藥膳粥品是李時珍收納於《本草綱目》中的粥療方。因為白芥子具有溫熱的性質，可以燥寒痰，不過陰虛燥咳的人就不宜用了。白芥子外用塗敷時，因為刺激作用容易使皮膚發皰受損等，因此皮膚過敏者不宜用。

—減肥除濕小妙招：按摩瘦臉—

適當、正確地按摩可以讓大餅臉變成俏麗小臉。可以先從右邊臉頰做起，用拇指沿耳朵凹位向下順按至鎖骨位置，重複做10～20次；然後再按左邊臉頰，能通順淋巴腺和改善下巴輪廓。從鼻翼兩邊用食指畫小圈，從顴骨兩旁按至脣邊，能消除臉頰水腫，做10～20次，可以有效撫平笑紋。

桑白皮——宣肺利水，可「下病上治」

「提壺揭蓋」法是中醫特色治療法，「下病上治」也體現了中醫治病療疾的特色：病在外治其內，病在下治其上，病在上治其下。比如小便不利、癃閉等病症，雖然病在下焦的腎和膀胱，但是治療時卻可以取上焦的肺，用宣通肺氣的方法達到通利小便的目的。這也是因為肺主一身之氣，氣行則水行，氣閉則水閉。比如在《名醫類案》中就記載了朱丹溪的一個病案，患者小便不通，其病因就是肺部積痰了，上焦的肺氣閉，下焦的膀胱就閉塞了，所以想通利小便，還要讓上焦通，也就是要除掉上焦的痰濕。而要發揮這一作用，大家可以試試中藥桑白皮。

桑白皮味甘，性寒，歸肺經，具有瀉肺平喘、利水消腫等功效，臨床常用於肺熱咳喘、水腫脹滿等症。比如《名醫別錄》中就記載了桑白皮的養生功效，說它「主去肺中水氣……熱渴，水腫……利水道……還能補虛益氣……」，去肺中的水氣，其實說的就是桑白皮能夠去除肺中多餘的濕邪，後面提到的「熱渴」「水腫」「利水道」，說的則是它清熱、利水的功效，不僅如此，服用桑白皮還能「補虛益氣」，提升機體免疫力，是可補可宣、扶正祛邪的良藥。

桑白皮入膳做法也比較多，可以煮粥、熬湯等，下面就為大家推薦一道由桑白皮和茯苓一起煲的豬骨湯。

桑白皮茯苓豬骨湯

◆原料

桑白皮10克，茯苓20克，豬骨300克，鹽適量。

◆ **製作方法**

1. 桑白皮、茯苓洗淨後，用清水浸泡20分鐘；
2. 豬骨洗淨斬斷，放入沸水中焯去血沫，撈出洗淨；
3. 砂鍋中加適量水，放入豬骨煮沸，撇去浮沫，再放入桑白皮、茯苓，大火煮沸後，轉小火繼續煲約2小時後，加鹽調味即可。

◆ **營養功效**

健脾利濕，止咳消痰。

這是一道上好的除濕清熱湯，不僅清利了肺部的濕邪，「抽」去了生痰之根，還有利於健養脾胃，從根本上除濕，一舉多得。除了煲湯以外，還可以用桑白皮與粳米一起煮粥食用。

下面就來介紹一下這道粥的做法。

桑白粥

◆ **原料**

桑白皮20克，粳米50克，冰糖少許。

◆ **製作方法**

1 將桑白皮洗淨後，放入鍋中加水適量煎取藥汁；

2 粳米淘洗乾淨，與桑白皮藥汁一同煮粥，粥將熟時加入冰糖煮至溶化即可。每天服用1劑，分早晚2次服用，可連續服用3天。

◆ **營養功效**

清肺消痰，降氣平喘。

桑白皮性寒，對於濕重熱痰者更為恰當，但對於肺寒咳嗽或者寒濕等引起的痰濕等，則不適用。而且，桑白皮用於瀉肺火、清利水濕的時候，宜生用；如果是肺虛引起的咳嗽症狀，則宜蜜炙。所以，如何用，是否適用，還需要在醫生的指導下食用。

—減肥除濕小妙招：刮痧瘦臉—

刮痧可以發揮瘦臉的作用。它是透過採用刮痧板對穴位的刺激達到面部的線條更加勻美的效果。刮痧可以促進面部的血液循環，所以有利瘦臉。這種方法需要專業的技術，同時也需要長期堅持才有效。

桔梗——宣肺氣，是祛痰排膿的良品

桔梗是常用的藥用植物，盛開著藍紫色的花，清幽淡雅，非常美麗。桔梗花美麗，桔梗的根藥用養生功效更「美麗」。

中醫認為，桔梗味苦、辛，性平，歸肺經，可以宣肺利咽、祛痰排膿等。桔梗善於利肺氣，能寬胸快膈，促進肺中膿痰的排出，是祛痰排膿的良品，痰黃腥臭、咳吐膿血的人，可以服用由桔梗和甘草一起煎煮的桔梗湯。也可以搭配魚腥草、薏仁、蘆根等一同應用。

桔梗因為具有辛散苦泄的特性，又善於上行，專入肺經，所以擅長開宣肺氣，使肺氣舒暢，能宣能降，讓肺中的痰濕消散，由此胸中憋悶的症狀就能消除。而且桔梗還有一點好處就是，不管病症屬寒屬熱都能應用，痰白清稀的寒證者，可以用桔梗配伍紫蘇、杏仁；痰黃而稠的熱證者，可以配伍桑葉、菊花等；痰阻氣滯者，又可以用桔梗配伍枳殼、瓜蔞皮等一起使用。

正因為桔梗有祛痰排膿、開宣肺氣的作用，雖然它並不屬於理氣藥，但是臨床在治療氣滯血瘀、痰阻胸痺上也經常會用到桔梗以開胸散結。桔梗宣利肺氣的同時，還能引藥上行入肺，如此便能發揮升提肺氣的作用，讓多餘的水濕邪氣由脾轉輸到肺，透過肺的宣散將水濕散出體外。比如《太平惠民和劑局方》中的「參苓白術散」治療脾虛夾濕證，它就是在益氣健脾、滲濕止瀉的同時，配伍桔梗宣利肺氣、通調水道，同時又取桔梗載藥上行以益肺氣的作用。因此，對於肥胖的痰濕體質者來說，非常適合用桔梗養生保健。

桔梗雖是中藥，但同時也可以食用，有的地區甚至將桔梗當作蔬菜食用，還會將桔梗根挖回來醃製成鹹菜食用。所以，桔梗完全可以入膳，同時還能用來釀酒、製粉以及做糕點等，桔梗的種子甚至還可榨油食用。用桔梗煎煮藥汁後煮粥食用，能發揮良好的祛痰作用，下面大家就一起來看一下。

桔梗粥

◆原料

桔梗10克，粳米100克。

◆製作方法

1 將桔梗擇洗乾淨後，放入鍋中，加水適量，先浸泡10分鐘左右，水煎取汁；

2 粳米淘洗乾淨，與桔梗汁一同煮熟為粥即可。

◆營養功效

化痰止咳；適用於肺熱咳嗽、痰黃黏稠或乾咳難咳出等。

桔梗在宣通肺氣的同時，還能暢利二便。這是通暢肺氣，間接疏通腸胃，同時下輸膀胱，適合輔助治療腸道疾病、小便不利等。還可以將桔梗製成茶飲，用水煮過之後，取汁調入蜂蜜等飲用即可。

此外，還可以與其他食材一同煮湯，比如可以與冬瓜一起煮湯服用。

桔梗冬瓜湯

◆原料

冬瓜150克，杏仁10克，桔梗10克，甘草5克，油、鹽、蒜瓣、大蔥、味精各適量。

◆製作方法

1. 將冬瓜洗淨、切塊，杏仁、桔梗、甘草洗淨，蒜瓣拍碎，大蔥切段；
2. 鍋內加油燒熱，下蒜瓣、蔥段煸香後，下冬瓜塊煸炒，然後加水適量，下杏仁、桔梗、甘草，煮至冬瓜熟軟後加鹽、味精調味即可。

◆營養功效

疏風清熱，宣肺止咳；適用於風邪犯肺型急性支氣管炎患者。

這道湯飲能宣通肺氣，而且冬瓜可以消腫利水，對痰濕體質者也有不錯的養生保健功效。

桔梗屬性升散，因此氣機上逆、嘔吐、嗆咳、眩暈、陰虛火旺咳血等患者都不宜用，胃、十二指腸潰瘍者也要慎服。同時還不宜食用量過大，否則易致噁心嘔吐等症。

—減肥除濕小妙招：瘦臉霜＋按摩瘦臉—

面部脂肪較多和肌肉比較肥厚的人，可以採用瘦臉霜加按摩的方法對臉部輪廓進行「微調」，讓整個臉龐看起來顯得小一些。不過這種方法需要長期堅持才有效。

紫蘇子——善治咳嗽痰多，是祛痰濕的佳品

體內有痰濕的肥胖者，咳嗽症狀時常出現，而且咳嗽多是反復發作，咳聲重濁，胸悶氣憋，尤其是早起時最為嚴重，且痰多黏膩或稠厚成塊，同時還伴有食欲缺乏、腹脹、吐清水等症狀。這就是痰濕引起的咳嗽症狀，治療時還需要燥濕化痰止咳，臨床一般會選用橘紅片、橘紅丸等治療。在此，我們為大家推薦紫蘇子。

紫蘇子味辛，性溫，歸肺經。紫蘇子的功效與杏仁類似，具有降肺氣、祛痰濕、鎮咳喘、消痰、潤腸等功

效，常用於痰壅氣逆、咳嗽氣喘、腸燥便秘等症的治療。肺的宣降功能失常，肺氣鬱結，氣機上逆所致的咳嗽氣喘、痰多黃稠、胸悶脅痛等症，都可以吃些紫蘇子來調理。

在《大明本草》中記載了紫蘇子「止嗽，潤心肺，消痰氣」的功效，《本經逢原》中則說它「性能下氣，故胸膈不利者宜之……為除痰定嗽、消痰順氣之良劑」說的都是它降肺氣、祛痰濕、開胸解悶的功效，既能下氣平喘止咳，又能補益脾肺、潤腸通便，可謂一舉多得。其實，在臨床上也常用紫蘇子、白芥子、萊菔子一同配伍治療由痰濕所致的病症。

紫蘇子作藥膳也比較多，比如可以用紫蘇子煮粥食用。

蘇子粥

◆原料

紫蘇子25克，粳米100克，紅糖適量。

◆製作方法

將紫蘇子研細加水煎煮，取汁去渣備用，粳米淘洗乾淨，鍋內加水適量，放入粳米煮成粥，加入蘇子汁煮沸一會兒，再入紅糖攪勻即成。

◆ **營養功效**

開胸除悶，止咳化痰；適用於因肺氣較虛受寒邪而引起的胸膈滿悶、咳喘痰多、食少，也適合心血管病患者食用。

除了煮粥之外，用紫蘇子和糯米粉一同製作湯圓也不錯。

蘇子湯圓

◆ **原料**

紫蘇子300克，糯米粉1000克，白糖、豬油各適量。

◆ **製作方法**

1 將紫蘇子淘洗乾淨，瀝乾水，放入鍋內炒熟，出鍋涼涼研碎，放入豬油、白糖拌勻成餡；

2 將糯米粉用沸水和勻，做成一個個粉團，包入餡即成生湯圓，入沸水鍋煮熟，出鍋即成。

◆ **營養功效**

寬中開胃，理氣利肺；適用於咳喘痰多、胸膈滿悶、食欲不佳、消化不良、便秘等病症。

紫蘇子中含有的α-亞油酸可以顯著降低血中較高的三酸甘油酯（三醯甘油）含量，能抑制內源性膽固醇的合成，並且能抑制血小板和血清素的遊離基，從而抑制血栓疾病的發生，具有抗血栓的作用。

另外α-亞油酸在人體內主要以二十二碳六烯酸（DHA）形式存在，它是大腦神經系統最基本的成分之一。所以常吃紫蘇子，對提高記憶力和改善視力具有良好的作用。

其實紫蘇一身都是寶，紫蘇葉能解表散寒、行氣寬中，是發散風寒、除寒濕的佳品；紫蘇梗能理氣寬中，胃脘脹悶、不思飲食者吃些紫蘇梗就能讓症狀得到改善。

不過紫蘇不能吃太多，這是因為它含有大量的草酸，在體內會與鈣、鋅結合成草酸鈣、草酸鋅，在體內沉積過多會損傷神經、消化系統以及造血功能。此外，紫蘇子疏泄功能較強，因此，氣虛者、長期咳嗽者、陰虛喘逆者以及脾虛便溏者都不宜用紫蘇子。

—減肥除濕小妙招：七天水煮蛋減肥法（一）—

堅持雞蛋減肥法可以有效減肥，只需要一周的時間就能見到效果。第一天：早餐，水煮蛋1~2個、葡萄柚1個、黑咖啡1杯；午餐，水煮蛋1~2個、番茄1個、黑咖啡或茶1杯；晚餐，水煮蛋1~2個、葡萄柚1個、沙拉1份、原味吐司1片。

枳實——長於破滯氣的行痰濕藥

在《紅樓夢》中有這樣一個情節：賈寶玉的丫鬟晴雯染了風寒，鼻塞嚴重，不想動彈，先後請了兩位醫生，一位「胡庸醫」，一位王太醫。「胡庸醫」給晴雯開的藥方中除了疏散去邪的藥，還用到了枳實和麻黃除內滯的藥。就病症來說沒錯，但寶玉覺得像晴雯這樣的女孩子怎麼可能和男人一樣有內滯，於是又讓王太醫開了藥。王太醫開的藥中沒有枳實和麻黃，可是最終卻送了晴雯的性命，可憐機靈的晴雯卻沒能逃過小傷寒。枳實、麻黃等雖是虎狼藥，但對症就是良藥。在對付痰濕時，合理應用枳實，就能讓身體重回健康態。

枳實味苦、辛、酸，性溫，歸脾、胃、肺、大腸經，具有破氣除痞、化痰消積的功效。枳實擅長破滯氣，胃腸有積滯出現濕熱瀉痢的時候，就可以用枳實。這也是因為枳實具有辛、苦的屬性，辛味可以行散，苦味可以降瀉，所以具有破氣除滯的作用。所以中醫在治療飲食積滯、脘腹痞滿脹痛等症時，都習慣用枳實。而且《名醫別錄》中也記載了枳實可以「逐停水，破結實，消脹滿」，說的就是枳實能破氣消積，導水向下而排出體外。

枳實擅長理氣，同時又入肺經，因此既能潤肺養肺，又能止咳化痰，善於治療胸痺、咳喘、風痰眩暈等病症。比如，因為胸陽不振、痰阻胸痺引起的胸中滿悶、疼痛等，就可以用枳實與薤白、桂枝、瓜蔞等配伍，以發揮枳實行氣化痰、消痞除滿、破氣止痛的功效；痰熱鬱結於胸時，又可以和黃連、瓜蔞、半夏等配伍；氣血阻滯引起的胸脅疼痛者，也可以用枳實與川芎等配伍，以破氣行滯。與其他中藥一樣，枳實也可以入膳製成藥膳，比如可以和牛肚、砂仁等一同煲湯。

牛肚枳實砂仁湯

◆原料

牛肚250克，枳實10克，砂仁2克，鹽適量。

◆製作方法

1. 將牛肚洗淨，切條備用，枳實、砂仁洗淨；
2. 鍋內加水適量，放入砂仁、枳實、牛肚，大火煮沸後，轉小火繼續煮約2小時後，加鹽調味即可。

◆營養功效

健脾補氣，祛濕；適用於脾胃不調、脘腹脹滿、胃下垂等患者。

枳實破滯氣的功效顯著，為了抑制這一功效，避免行氣太過，加強健脾功效，促進胃腸動力，可以用枳實煮粥。

枳實粥

◆ **原料**

枳實10克，粳米100克。

◆ **製作方法**

1 將枳實洗淨，放入鍋中加水適量，浸泡10分鐘左右，水煎取汁；

2 粳米淘洗乾淨，與枳實藥汁一起煮粥即可。每日1劑，可連續服用2～3天。

◆ **營養功效**

行氣消痰，散結消痞；適用於脾胃氣滯、痰濕水飲所致的脘腹滿悶、飲食不消、心下堅痞、咳嗽胸痛、熱結便秘以及胃下垂等症的患者。

朱丹溪說枳實能「沖牆倒壁，滑竅破痰」，可見枳實的藥力之峻猛，因此在使用時一定要對症，而且要在醫生的指導下進行。

—減肥除濕小妙招：七天水煮蛋減肥法（二）—

第二天：早餐，水煮蛋1～2個、葡萄柚1個、黑咖啡1杯；午餐，水煮蛋1～2個、番茄和菠菜各1份、茶1杯；晚餐，牛排1份、生菜1份、芹菜1份、黃瓜和番茄各1份。

白果有小毒，適量食用有利痰濕有熱者

如果身邊有銀杏樹，而且年代已久，那麼到了秋天，一定會在樹上見到一個個密集而生的白色果實，就像銀白色的杏子一樣，它們就是白果。白果既可以入藥，又可以食療，痰濕體質且體內有熱的人就可以吃些白果。

中醫認為，白果味甘、苦、澀，性平，歸肺經，具有斂肺定喘、止帶濁、縮小便等功效。自古以來，白果就是一味很常用的藥食兩用中藥，果仁嫩時是綠色，成熟後就成了黃色，在臨床上常用於哮喘、咳嗽痰多、婦女帶下、尿頻等症的治療，比如治療哮喘的著名方劑鴨掌散、定喘湯等都是以白果為主藥的。

現代藥理研究也證實，白果具有抗菌作用，可以抑制結核桿菌的繁殖，且有祛痰作用，對氣管平滑肌有一定的鬆弛作用，同時白果還具有清除自由基、抗衰老、免疫抑制及抗過敏作用。

不過白果有小毒，這在《本草綱目》中就有記載，說白果「熟食，小苦微甘，性溫，有小毒。多食令人臚脹」，說的就是白果要煮熟之後食用，因有小毒，故不能吃太多，過量吃的話會腹脹，還可能會出現腹痛、嘔吐、腹瀉、發熱、發紺以及昏迷、抽搐等中毒現象，嚴重的還可能會致呼吸麻痺而死亡。白果毒性以綠色胚芽的毒性最強，但其毒性成分可以溶於水，加熱後可被破壞。因此，食用白果時一定要煮熟。

大家都知道，廣東等沿海地區長年處於濕熱的環境中，痰濕且有熱的人非常多，因此，這一帶的人們大多喜歡用白果做菜肴、煮粥或者煲湯等，尤其是秋天白果成熟的時候，就開始用它來養生保健。比如用白果和薏仁、冬瓜一起煲湯，不僅有利於祛痰濕，還有利於減肥瘦身。

白果薏仁冬瓜湯

◆ **原料**

冬瓜200克，薏仁30克，蓮子20克，白果10顆，白糖適量。

◆ **製作方法**

1 將冬瓜洗淨，去皮，切塊；蓮子、白果洗淨備用，薏仁洗淨後，先用清水浸泡約3小時；

2 將所有材料放入鍋中，加水適量，大火煮開後，轉小火熬煮1小時左右，放入白糖調勻即可。

◆ **營養功效**

健脾除濕，清熱排膿，減肥瘦身。此湯不僅能祛除體內積滯的水分和油脂，還含有潤澤肌膚的維生素，對於瘦身與維持身材都有效，長期飲用，可以發揮調理內分泌和保持青春的作用。不過此湯不適合血壓偏低和貧血的人飲用。

體內有痰濕的女性朋友，若有赤白帶下的症狀，此時就可以用白果和蓮子一同煲粥。

白果蓮子粥

◆ **原料**

白果5克，蓮子10克，糯米50克。

◆ **製作方法**

1 先將蓮子去心，洗淨晾乾後，與白果一同研末；

2 糯米淘洗乾淨，與上述藥末一同入鍋，加水適量，大火煮沸後，轉小火慢煮至粥熟即可。

◆營養功效

補肝腎，止帶濁；主治下元虛憊、婦女赤白帶下、小兒遺尿、老人尿頻等症。

白果不能生吃，吃的時候要記得將果仁中綠色的胚芽去掉。即便煮熟食用，一天最多吃5顆即可，食用量在10～50顆時可能就會出現中毒。一旦出現中毒症狀，只要取白果殼30克煮水服用即可以發揮解毒作用。不過為了安全起見，還是應該在醫生的指導下使用白果為好。

—減肥除濕小妙招：七天水煮蛋減肥法（三）—

第三天：早餐，水煮蛋1～2個、葡萄柚1個、黑咖啡1杯；午餐，水煮蛋1～2個、番茄和菠菜各1份、茶1杯；晚餐，水煮蛋1～2個、高麗菜1份、原味土司1片、黑咖啡1杯。

薤白——宣肺化痰的美味野菜

如今不少的美味野菜都備受大家的喜歡，其中就有不少具有宣肺化痰作用的，比如薤白，在這裡我們就來介紹一下薤白。

薤白味辛、苦，性溫，歸肺、胃、大腸經，具有通陽散結、行氣導滯的功效。薤白具有辛散苦降屬性，又溫通滑利，入肺經，因此可以祛除痰濁、散行壅滯。因肺氣不通、痰液壅盛所致的咳嗽氣喘、胸痞滿悶、痰白量多等不適，都可以用薤白治療。

痰濕耗傷體內的陽氣，薤白溫熱，具有溫通的效力，善於散寒邪所致的凝滯，可以通行胸陽之氣，是治療胸痺疼痛等症的首選藥，常與蔥白、香菜、生薑等搭配食用，可溫通陽脈，發揮驅寒暖體的作用。

體內有痰濕，濕生熱化火，往往可使身體濕熱並重，故而易出現腹痛腹瀉、下痢便血等症，此時用薤白就能收到較好的效果。薤白善於下行，又入大腸經，擅長通腸中氣滯，所以胃腸氣滯引起的腹脹腸鳴、裡急後重等症，也可以用薤白治療。

同時，肺與大腸相表裡，腸中滯氣除去了，肺的宣降功能也能正常發揮。採挖回來的新鮮薤白連同莖葉可以直接食用，拌涼菜、煮湯等都可以，尤其是用薤白拌鹹菜，味道鮮美，春季食用是極好的開胃爽口小菜。

而用薤白煮粥食用也能擁有不錯的養生保健功效。

薤白粥

◆原料

薤白10～15克（鮮品30克），粳米50克。

◆製作方法

將薤白、粳米洗淨後，一同入砂鍋煮為稀粥即可。

◆營養功效

寬胸行氣，止痛止痢；適用於冠心病胸悶不舒或心絞痛，老年人慢性腸炎、細菌性痢疾等患者。

此粥可以連續服用7天，每天服用2次。在煮粥的時候，為了增強其通陽散寒的作用，加強對痰濕的祛除效果，還可以加入生薑、蔥白等，食用時可以根據自己的喜好，加入適量鹽調味。

炒菜時加入適量的薤白，不僅能讓菜肴味道更佳，還能發揮寬胸等養生保健功效，對體內有痰濕的肥胖者也是一種助益。比如用薤白炒海腸，就是一道養生美味菜。

薤白炒海腸

◆ **原料**

薤白、紅椒各30克，海腸500克，蔥、薑、鹽、香菜、料酒各適量。

◆ **製作方法**

1. 將蔥切段，薑切絲，香菜洗淨切碎，紅椒洗淨切小塊，海腸洗淨切段，入沸水中汆燙；
2. 將薤白入砂鍋煎取濃汁，加鹽、蔥段、薑絲、料酒、香菜碎，拌勻後調成芡汁備用；
3. 鍋內加油燒熱，下海腸、紅椒，翻炒幾下後，倒入芡汁炒勻即可。

◆ **營養功效**

寬胸理氣，散結止痛，潤腸通便；善於治療四肢不溫、胸脅刺痛、氣短喘息、心悸自汗、腰酸乏力、面白唇淡等症。

現代藥理研究表明，薤白中含有大蒜氨酸、甲基大蒜氨酸、大蒜糖等成分，這些物質能夠擴張冠狀動脈，可以增加冠脈血流量，因此，平時吃些薤白，對心絞痛等病症有較好的止痛作用。此外，據《隨息居飲食譜》記載，薤白「多食發熱」，因此不宜多服、久服。

—減肥除濕小妙招：七天水煮蛋減肥法（四）—

第四天：早餐，水煮蛋1～2個、葡萄柚1個、黑咖啡1杯；午餐，水煮蛋1～2個、菠菜1份、茶1杯；晚餐，羊排1份、黃瓜和芹菜各1份、番茄1份。

金蕎麥不起眼，清肺化痰濕可拿手

愛吃粗糧的朋友對蕎麥一定不陌生，而中藥中有一種金蕎麥，雖然兩者都有蕎麥之名，但不管是植物形態還是養生功效都有很大的區別。單說養生功效，粗糧蕎麥具有開胃寬腸、下氣消積的作用，腸胃積滯者可以常食；而金蕎麥在除痰濕上有一定的作用，下面我們就來具體瞭解一下金蕎麥。

中醫認為，金蕎麥味苦，性涼，歸肺經，可有效清肺熱、化痰濕、排膿液，臨床常用來治療慢性支氣管炎、慢性咽炎、肺膿瘍、扁桃體炎、痢疾、風濕性關節炎等病症。由金蕎麥製成的成藥金蕎麥片具有清熱解毒、排膿祛瘀、祛痰止咳平喘等功效，用於熱毒蘊肺、蒸腐為膿所致的肺癰，或者肺的肅降、宣發功能失常所致的哮喘，以及肺熱下移大腸所致的裡急後重、下利膿血等症，都可以服用金蕎麥片。

金蕎麥性涼，有良好的清熱解毒功效，是夏日裡一款非常不錯的飲品，能夠幫助有排尿困難的人改善症狀。而且善於排膿祛瘀，還可以清肺化痰，以治療肺癰咳痰濃稠腥臭或咳吐膿血見長，可以單獨應用，也可以與魚腥草、金銀花、蘆根等配伍應用。傳統應用中，金蕎麥多與麻黃、杏仁為伍，三者都入肺經，寒涼的金蕎麥可以清肺熱，麻黃、杏仁可以化痰止咳，三者共用，發揮清宣肺中鬱熱的作用，治療肺熱引起的咳喘等症。

金蕎麥入膳可以煮粥、煲湯等，下面就來看一道由金蕎麥和桃仁熬煮的藥膳粥。

金蕎麥桃仁粥

◆原料

金蕎麥10克，桃仁20克，糯米100克。

◆製作方法

將金蕎麥、桃仁、糯米分別洗淨，一起放入砂鍋中，加水適量，大火煮沸後，轉小火煮約半小時，煮至米爛粥稠即可。可趁熱做早餐食用，每日或隔日1次，可長期服用。

◆營養功效

清熱解毒，潤腸通便，清肺化痰；可改善咳嗽痰多、肺結核、便秘、目赤腫痛等不適症狀。

金蕎麥可謂全身都是寶，不管是根莖，還是花、果實都可以入藥，所以，如果大家身邊有金蕎麥，不妨對它加以珍視，使其在祛痰濕方面發揮出色作用。在除痰濕時，用金蕎麥與瘦肉一同煮湯，也能收穫不錯的養生功效，下面就來看一下做法。

金蕎麥瘦肉湯

◆ **原料**

瘦肉250克，金蕎麥100克，冬瓜子200克，甜桔梗150克，生薑、鹽各適量。

◆ **製作方法**

1 將瘦肉洗淨切塊，金蕎麥洗淨，冬瓜子洗淨，甜桔梗洗淨切片，生薑切片；

2 將以上原料一同放入燉鍋中，加沸水適量，小火慢燉2小時後加鹽調味即可。

◆ **營養功效**

清熱解毒，排膿化痰；主治肺炎屬痰熱鬱肺型，症見咳嗽、痰多黃稠、胸脅脹滿、身熱口渴、舌紅、苔黃膩等。

雖然金蕎麥的功效和作用很多，但是在應用時，還是要在醫生的指導下進行，特別是用法和用量一定要遵從醫生的囑咐，否則食用過量或者方法不當，都有可能會引起不良反應。

—減肥除濕小妙招：七天水煮蛋減肥法（五）—

第五天：早餐，水煮蛋1～2個、葡萄柚1個、黑咖啡1杯；午餐，水煮蛋1～2個、菠菜1份、茶1杯；晚餐，魚肉1份、沙拉1份、原味土司1片、茶1杯。

魚腥草——清肺除濕、利尿通淋

「十九年間膽厭嘗，盤饈野味當含香。春風又長新芽甲，好擷青青薦越王。」這是王十朋的《詠蕺》，詩中詠的蕺菜就是魚腥草，某些地方叫它折耳根。中醫認為，魚腥草味辛，性微寒，歸肺、膀胱、大腸經，有清肺熱的功效，是臨床治療痰熱壅肺、肺癰咳血的常用藥，可以有效改善肺熱引起的咳嗽、咳血、痰黃、胸悶、咳唾膿血等症。濕熱體質、痰濕體質、肺熱熾盛者，都可以將魚腥草作為養生保健的理想食物。

魚腥草在清肺部熱邪的同時，還可以通利膀胱、清瀉腸熱，繼而發揮利尿通淋、通便排尿的作用，善於治療濕熱下注引起的尿頻、尿急、小便短赤以及腸熱引起的腹瀉、痢疾等症。

魚腥草，顧名思義，有魚腥味，很多人第一次吃的時候無法接受，正所謂飲食是一種習慣，一種東西開始的時候沒能引起你的興趣，但是吃過之後，如果能親身感受它的好處，可能就喜歡上它了。魚腥草就屬於這樣的食物，起初很多人因為它的味道而卻步，但是在瞭解了它的功效後就離不開它了，常將它與其他食材一起搭配製成食療藥膳。比如與萵筍涼拌發揮清熱解毒、利水消腫的功效。

魚腥草拌萵筍

◆ 原料

新鮮的魚腥草嫩尖200克，萵筍300克，白糖、香油、料酒、鹽、雞精各適量。

◆ 製作方法

1. 將魚腥草洗淨，萵筍去皮洗淨後切絲；
2. 將魚腥草和萵筍一同放入大碗中，加入上述調料後拌勻即可食用。

◆ 營養功效

清熱解毒，利水消腫，減肥瘦身。

這裡拌的是萵筍，拌蘿蔔其實也一樣，只要按照常法洗淨切段後，加薑絲、蔥花、鹽、醬油、白糖以及雞精、醋、芝麻油等拌勻就可以食用了。

不僅是與食材，與不同藥物配伍也能發揮不同的養生功效，比如與桔梗、冬瓜子、鮮蘆根、桃仁、薏仁等配伍應用，可以治療肺癰所致的胸痛、咳血等不適症狀；與百部、麥冬、蜂蜜等配伍，還可以治療百日咳。

魚腥草除了可以涼拌以外，還可以煮茶飲，也可以用來煮粥、煲湯等，下面就為大家推薦一道由魚腥草和薏仁一同熬煮的利濕祛痰粥。

薏仁魚腥草粥

◆原料

薏仁30克，魚腥草50克，粳米100克，鹽適量。

◆製作方法

1. 將薏仁、粳米淘洗乾淨，薏仁用清水浸泡約3小時，魚腥草去除老葉，洗淨，切段；
2. 鍋內加水適量，煮沸後加入魚腥草，用中火煎煮約15分鐘，濾出藥汁；

3 將粳米和泡好的薏仁連同泡過的水一同倒入鍋中，加水適量，按常法煮粥，粥熟後加入魚腥草汁以及鹽，繼續煮滾即可。

◆ **營養功效**

清熱解毒，利濕祛痰，減肥瘦身；適合體內有痰濕的肥胖者食用。

魚腥草是天然的植物抗生素，能夠消除各種炎症，這是因為魚腥草能夠通達人體的上中下三焦，因此，上至咽炎、肺炎，下至尿道炎、腎炎，外患皮炎、皰疹等，都可以用魚腥草治療。此外，各種細菌、病毒引起的感冒、泌尿系統感染、生殖系統感染等，魚腥草都是它們的剋星。

其實，體內有炎症是西醫的說法，從中醫的角度來說，某種程度上是濕氣重、濕聚化痰生熱的表現，因此，如果檢查血液，指標沒有明顯的異常，只是感到體內濕熱重有痰，那麼吃點兒魚腥草或許能讓身體覺得舒服很多。

需要注意的是，在用魚腥草煎煮代茶飲時，時間要短，否則其清熱解毒的成分就揮發掉了。所以煮的時候，只要將魚腥草放入冷水鍋中，冷水稍微蓋過魚腥草即可，大火煮沸兩分鐘，關火將湯汁過濾出來就能喝了。一把魚腥草，可以反復煮兩三次，剛好可以滿足一天的飲水量。如果不想煮，也可以用乾品魚腥草泡茶喝，直接用沸水沖泡即可，但是泡的時間要長一點兒。

—減肥除濕小妙招：七天水煮蛋減肥法（六）—

第六天：早餐，水煮蛋1～2個、葡萄柚1個、黑咖啡1杯；午餐，水果沙拉1份；晚餐，牛排、黃瓜和芹菜各1份，番茄1份，茶1杯。

第5章 生活「小細節」，祛痰化濕養成瘦身好習慣

痰濕體質的形成往往源於很多因素，平時看似沒問題的事情，可能也會助長痰濕的生成，比如夏季貪戀寒涼飲食、秋冬不分體質盲目跟風進補、暴飲暴食、不吃早餐、熬夜、吃夜宵、偏嗜酸甜口味的食物等，都可能會讓痰濕「加油助威」。而體質已經步入痰濕行列者，更要注意避免痰濕生成的一些不良習慣。

測試：你屬於痰濕體質嗎

如果想要瞭解你的身體是不是痰濕體質，透過某些特徵就可以看出來。我們就透過下面這些問題來瞭解。

1. 是不是原本清爽的頭髮總顯得油膩，或者額頭、鼻子上總愛出油，尤其是一大早醒來或者到了下午的時候，臉部就覺得髮油、發黏，而且在洗臉後不久，甚至可能只有半小時的時間，臉上又重新油膩、泛油光？
2. 皮膚是不是非常容易出汗，尤其是背部總是覺得黏膩不舒服，而且腋窩容易汗出，有較重的異味（但不是狐臭味）？

3 是不是容易長痤瘡，尤其是臉、後背，而且多數都屬於膿皰質，或者你的皮膚是不是經常有化膿性炎症出現？

4 上眼瞼是不是經常會有輕微的隆起現象，或者眼瞼比一般人腫，更容易出現眼袋？

5 早晨起床後，口中是不是經常會有黏膩的感覺？

6 形體是不是顯得較為肥滿，尤其是腹部贅肉成堆，還常感到腹部有脹滿感？

7 平時是不是總感覺有痰咳不出，就算是沒有感冒，咽喉處也好像有痰的樣子？

8 舌苔平時是不是顯得白厚、厚膩？

9 身體是不是經常會感到沉重、不清爽，肢體感到倦怠乏力，不想動，總愛睡覺？

10 平時的飲食是不是常見油膩、甜膩的精細食物，也就是高糖、高脂肪、高膽固醇的食物（比如豬油、肥豬肉、奶油、羊油、巧克力、糖果、甜點等）？

11 每遇連綿的陰雨天，或者長時間處於潮濕的環境中，是不是總感覺有東西卡在氣管中，而且經常會有一種喘不上氣來的感覺，就像胸中壓抑著太多的悶氣；或者總覺得腹部脹滿，感到不適，就像有積滯、消化不良的現象存在？

12 用手指按壓雙臂、大腿或者小腿的肌肉，是不是會有明顯的凹陷，這種凹陷要等過一會兒才能恢復？

以上這幾個問題是從痰濕體質的主要特徵為出發點提出的，根據自身的情況測試，所得到的答案如果有8個以上是肯定的，那麼就有可能屬於痰濕體質。

如果這種感覺或症狀持續一年以上，痰濕體質的可能性就更大了，此時不妨去找專業的中醫諮詢並調理，以避免痰濕對身體造成更大的傷害。

—減肥除濕小妙招：七天水煮蛋減肥法（七）—

第七天：早餐，水煮蛋1～2個、葡萄柚1個、黑咖啡1杯；午餐，雞肉1份、葡萄柚1個、番茄1份；晚餐，牛排1份、番茄和黃瓜各1份、茶1杯。

留心夏季飲食起居，不要在身體上「雪上加霜」

痰濕的形成與日常飲食起居有直接關係，尤其是夏季，天氣炎熱，此時絕大多數人都喜歡冰涼的飲食，比如冰棒、雪糕、冰鎮的瓜果、冰鎮的啤酒等，總之，「沁人心脾」的冰涼食物總是夏季的「快銷品」。

可是在你感到「舒爽一夏」的同時，身體是不是真的「舒爽」了呢？想必很多人的回答是否定的。冰涼的飲食帶給人的往往是痰濕等病邪。

從中醫的角度來說，胃是食物的受納器官，從外界攝入的食物在口腔內經過粗略的咀嚼後，第一站就到了胃中，接著便透過胃的腐熟、消化，將食物變成對人體有幫助的營養物質。在這個過程中，胃是沒有自主選擇權的，不管是溫熱的食物，還是寒涼的食物，只要吃進肚中，它一概全收，直到最後病了，實在沒有力氣收了，才會出現「罷工」現象。

前面說過了，痰濕的祛除需要體內陽氣的充沛，可是寒涼飲食損傷的恰恰是體內的陽氣。在胃受納寒涼飲食後，為了將它們腐熟，就要消耗自身的陽氣，一兩次還好，如果長時間需要胃的陽氣來將食物腐熟後才能進一步消化，那就會使胃陽大為虧損。大家可能都聽說過「胃動力」，「胃動力」強，對食物的消化吸收能力就好，如果「胃動力」不足，就會出現消化不良等症。而這個「胃動力」從中醫的角度來說，可以理解為胃陽。也就是說，胃陽充足，對食物的受納、吸收和消化能力就強，胃陽虧虛，就會出現不想吃東西、嘔吐、噁心等症。

胃陽不足了，攝入的食物不能被正常消化吸收，堆積在胃中就會生濕。舉個例子，水果長時間不吃，或者米飯長時間擱置，就會有腐水生出，這其實就是濕邪。對於脾胃來說，濕邪很快就會影響到脾運輸水濕以及升清的功能，將脾胃困住，氾濫成災，「四處遊走」「濕聚成痰」，濕邪多了，積聚在一處就成了痰，由此形成痰濕。

其實，不光是寒涼的飲食，夏季大家為了避暑熱，多會開空調，或者長時間在陰涼的地方休息，或者用涼水沖澡等，這些行為同樣會損傷體內的陽氣，也給痰濕帶來了更多的生成機會。

夏季本該順應大自然「夏季補陽」的法則，適當曬太陽，出出汗，不僅讓身體陽氣充沛，還可以讓體內的濕邪透過汗液等途徑排出體外。可是空調的過度使用，抑制了汗液的排出，讓身體失去了最好的體內大掃除機會，使大量濕邪留滯體內。

除了空調，長時間待在陰涼環境中，或者大汗淋漓之後立刻沖涼水澡等，都會抑制汗液的排泄。同時還會讓寒邪趁機侵入體內，對體內的陽氣造成進一步的損耗。

因此，為了避免痰濕的生成以及痰濕對身體的傷害，夏季在飲食起居方面還要多加注意，儘量少吃寒涼飲食，多吃溫熱的食物；儘量少開空調，即便要用，也要等到無汗後再進空調房；不要沖涼水澡，夏天洗熱水澡看似更熱，其實在幫助汗液排出的同時，也會讓身體內的熱順利排出，從而感到更為輕鬆。

—減肥除濕小妙招：早餐吃肉，更利於減肥—

肥胖者不敢吃肉，其實早餐適當吃肉反倒利於減肥。因為肉類含有大量的蛋白質、脂肪，可以提供能量。而高糖類食物會被快速消耗，因此過不了多久又有餓的感覺，此時會吃得更多。如果用肉類搭配乳酪、雞蛋、麥片、全麥麵包以及適量的蔬菜等，就是一頓健康美味且瘦身的早餐。

秋冬，不要跟風進補助痰濕

俗話說得好：「秋冬進補，來年打虎」、「三九補一冬，來年無病痛。」按照國人的習慣，秋冬時節是給身體「進補」的大好時節，身體虛弱的人，趁秋冬時節好好補養身體，來年都會覺得精氣神十足，身體健康無虞。可是對於肥胖的痰濕體質者來說，秋冬就不要盲目跟風進補了，否則很有可能會助長痰濕。

第一，痰濕體質者脾胃較虛。前面說過，脾擔負著運輸水濕的責任，脾虛，水濕無法被運輸，提供了痰濕生成的機會。可是，只要是透過藥用食物進補，就離不開脾胃的消化吸收，脾胃虛弱，消化吸收功能下降，此時無論怎麼進補，都無法讓藥用食物發揮功效，因為根本無法吸收。在此情況下加以進補，不僅白補，還會助長痰濕。無法得到有效消化吸收的進補之物，最終都會變成濕邪，留滯在體內。

第二，進補多魚肉。在大多數國人的觀念中，「凡補必肉」，只要一提到進補馬上就會想到大魚大肉這些高脂肪、高蛋白的食物，甚至認為沒有肉的進補就稱不上補。的確，各種肉食比如羊肉、雞肉、牛肉、豬肉、魚蝦等，各具進補的特色，比如羊肉最為滋補，雞肉脂肪含量少，牛肉、豬肉補益氣血等。但是就算是這些肉類有百般好，痰濕體質者也不宜多吃，甚至最好暫時不吃。大多數的肉類本身就是生濕之品，而且不易消化，大量吃肉，最終受累的還是脾胃。秋冬季節相對夏季氣溫低，此時吃些肉類可以提升體溫，但是，也不能天天吃、每餐吃，隔三差五吃上一頓就可以。

第三，進補多滋膩的藥物。稍微瞭解中藥的朋友，進補時可能會用到中藥材，可補益類中藥大多具有滋膩屬性，比如熟地黃、枸杞子、黃精、天冬、阿膠、龜膠、鱉甲膠、鹿角膠、魚鰾膠以及銀耳、海參等，雖然能滋陰補腎、填精補髓、補益精血，但是滋膩，如果遇到脾腎陽虛，症見胸悶食少、便溏腹脹，或者本身已經痰濕內阻者，再吃這類藥物，就會加重痰濕。

第四，「冬月伏陽在內」，過度進補易生痰熱。冬季天寒地凍，為了抵禦嚴寒，大家都喜歡將自己包得密不透風，如果再盲目進補，與潛藏的陽氣相結合，就容易導致積滯內熱。如果脾胃沒能調理好，濕熱就由內而生了，不及時調理，最終導致痰濕的生成。

第五，有虛才有補。中醫有句話叫「虛則補之，實則瀉之」，說的就是身體有虛才能補，有實邪的則要瀉。換句話說就是：不虛就不要補！痰濕體質者體內可能存在虛證，比如脾虛、陽虛、氣虛、血虛等，適當吃些補益相應虛證的食物是可以的。但是諸如滋陰、補陰等藥物，對於痰濕體質者就不合適了，否則會加重痰濕。此外，痰濕體質者多有實熱，「濕久化熱生火」，濕邪在體內長時間不能祛除，不僅會生成痰濕，同時還可能生熱、生火。如果有實火存在，就不宜再多吃補陽、補氣的食物，先清火才是正道。

痰濕體質者可以吃一些性質較平和的補益食物，比如山藥，補脾補肺的效果非常好，而且屬性平和，不溫不燥也不滋膩，痰濕體質者食用最好不過。還有蘿蔔，雖然很不起眼，但是對於「伏陽在內」，又想進補的人來說，吃些蘿蔔既可以行氣，又可以幫助消化，如此就降低了體內生濕、生熱、生痰的機會。

因此，凡事要靈活對待，可以補，但不能盲目跟風補，要針對自己的情況進補才好。

減肥除濕小妙招：三天減肥法

三天減肥法主要是維持一種飲食連續三天：香蕉1個、蘇打餅2片、煮雞蛋1個、黑咖啡1杯、優酪乳1份，一日三餐都是如此。堅持三天，再逐漸恢復正常飲食。

「酸甘化陰」——酸、甜味食物助長痰濕要少吃

不同的體質在飲食上有不同的禁忌，對於痰濕體質者來說，一些助生痰濕的食物就要避免食用，比如酸味的食物和甜味的食物就要少吃或者不吃。

先說說酸味食物。中醫有「酸甘化陰」的理論，酸味食物多有滋陰補陰的作用，且酸味入肝經，吃酸味食物可以柔肝養肝。但是酸味食物會促進體內津液分泌，如果原有多餘的水濕還沒被清理掉，此時又加大了水液的量，無疑會讓痰濕更為嚴重。

舉個例子說，很多人可能都聽說過「望梅止渴」的典故，別說是吃梅子了，光是想到梅子就能分泌出不少的唾液，這就是條件反射，一吃進酸味食物，體液更會馬上加速分泌。還有山楂，大家都知道山楂有降脂、降壓的功效，也是不錯的減肥佳品，但是山楂不能多吃，吃多了，不僅沒法降脂、減肥，反而會損傷脾胃，加重

痰濕。所以，酸味食物對陰虛體質或者肝火旺的人非常適合，但是對痰濕體質者就不太適合，平時還是少吃為妙。

再說說甜味食物。糖是人體所必需的成分，它能為人體提供所需的能量，但同時也是很多疾病的根源，特別是痰濕體質者，很多就是因為平時太愛吃甜味食物所致。對於已經屬於痰濕體質的人來說，大多平時喜歡吃味道很重的甜、黏食物，比如巧克力、蛋糕等。

中醫有「甘入脾」的說法，即甘甜的食物可以健脾補脾，比如甘甜的南瓜，好消化，不滋膩，還能利水消腫，是健脾養脾的好食材。但是凡事都不能過度，吃多了，甜味也就成了負擔，比如大量吃糖，不管是白糖、水果糖、飴糖，過度吃，都會生濕。

很多人可能知道，大量吃含糖的食物容易長胖，比如平時愛喝可樂，就容易長胖，這就是因為甜味助長了體內的濕邪。而且有些甜味食物還多油膩，不好消化，影響胃功能的發揮，最終生濕、生痰。

由此看來，痰濕體質的人相對來說是比較沒有口福的人，可是要知道，痰濕肥胖者都是一口一口吃出來的，所以，再見到甘甜的美食，一定要禁得住誘惑，比如甜點、甜飲料等，或許都曾是你的最愛，但是為了健康，從現在開始，減少食用這類食物吧。

透過上面的敘述，大家對中醫的「酸甘化陰」生痰濕有了一定的瞭解，那麼接下來，為了不加重痰濕，生活中就要儘量少吃這類食物了。

——減肥除濕小妙招：紅酒減肥——

喝紅酒可以發揮減肥的作用。首先紅酒中所含的維生素C、維生素E及胡蘿蔔素，有抗氧化性，可以提高新陳代謝速率；而且品嘗紅酒還能給自己一個舒暢寬裕的就餐時間，放慢用餐速度，避免吃得過多。喝紅酒還能緩解壓力，避免壓力性的暴飲暴食；紅酒還可以降低體內的水腫現象，這是因為紅酒中含有豐富的鐵質，加上酒精本身就具有活血暖身的作用，因此可以改善貧血，暖和腰腎，有效減少身體內水分的堆積。不過要注意每天對紅酒的攝入量在100～200毫升為宜。

暴飲暴食讓美味食物都成了「痰濕垃圾」

在中國民間一直流傳著「少吃香，多吃傷」和「饑不暴食，渴不狂飲」的諺語。《壽親養老新書》中說：「尊年之人，不可頓飽。」這些都是告誡大家不能暴飲暴食。而且中醫認為，脾胃有三怕：一怕生，二怕冷，三怕撐。也就是說，除了飲食寒涼生硬的食物會傷脾胃之外，每頓飯吃得太撐也會傷及脾胃。

如果你曾經有過暴飲暴食的經歷，那麼可能會發現在短期內就胖了不少。高脂肪、高蛋白、味道重的飲食更能激發人的食欲，一些禁不住美味誘惑的人就容易一次吃太多。可是，也正因為這類食物營養物質含量太高，所以才導致了肥胖以及一系列的富貴病，比如心血管疾病、高血壓、糖尿病、脂肪肝、動脈硬化以及膽囊炎等，由此帶來的併發症更是多到讓人恐懼。

為什麼它會短時間內就能致人肥胖呢？這其實跟痰濕有關。暴飲暴食，會給胃帶來極大的負擔，原本胃只能夠消化一碗飯，結果你猛吃猛喝了三碗多，多出來的就是胃的負擔了，它即便用盡所有的力氣也沒辦法在一定時間內消化完，於是就堆積在了胃中。前面我們說過，食物殘渣長時間在胃中堆積，就會生濕、生熱、生痰，痰濕生成，遊走於身體各處，肥胖就形成了。隨之而來的，還有一系列的不適症狀，比如腦疲勞、頭暈腦漲、精神恍惚、神經衰弱、腸胃不適、胸悶氣急、腹瀉或者便秘等，嚴重的還會發生急性胃腸炎，甚至胃出血等病症。

飲食不規律，饑一頓飽一頓，大饑之後，很容易出現狼吞虎嚥的情況。所以，杜絕暴飲暴食，首先要飲食規律，早、中、晚各餐分配均勻。同時要追求「適中」，也就是每頓飯吃七、八分飽最為合適。面對美味的食物，要有足夠的毅力。對於平時已經養成狼吞虎嚥、暴飲暴食習慣的人，不妨參照下面的建議，時間長了，相信你能控制食欲。

第一，每餐在固定時間吃，最好是感到有些餓時就吃，這樣可避免太餓吃得又多又快。

第二，吃飯時間保證至少20分鐘，如果吃得太快，大腦很可能還沒得到最新情報，人就已經吃多了。

第三，每口飯都要咀嚼30次以上。

第四，用小湯匙代替筷子，減慢速度。

第五，多吃蔬菜和粗糧，這樣的食物不細細咀嚼很難下嚥，比如喝燕麥粥一定比喝白米粥慢，吃全麥饅頭也比吃白饅頭的速度慢。

當然，吃八分飽應以自身狀況為基礎，靈活掌握。對於營養缺乏者，或因病導致的營養明顯不足者，不提倡必須吃八分飽，但也一定不能吃撐。

—減肥除濕小妙招：適當吃辣椒可以除濕減肥—

辣椒可以幫助人體排濕氣，並且在很多瘦身產品中都含有辣椒成分，由此也能看出辣椒對於除濕減肥瘦身的重要性。但是辣椒吃多了會上火，因此在吃辣椒時儘量搭配涼性的食物，比如鴨肉、苦瓜、黃瓜等，在減肥除濕的同時，就不用擔心上火了。

「不吃早餐吃夜宵」早晚聚痰濕

現代生活方式，讓不少人省卻了早餐，多了夜宵，而且很多人認為不吃或者少吃早餐會給減肥帶來幫助。但事實又是怎樣呢？下面我們就來具體看一看。

首先說說不吃早餐。前面我們說過，飲食不規律、暴飲暴食易導致痰濕體質的形成，早餐不吃，就意味著一上午都要處於饑餓的狀態中，這對於上班、上學的人來說可謂是一種煎熬。正是因為這種難忍的饑餓，到了中午吃飯的時候，就會出現狼吞虎嚥、暴飲暴食的情況。再者，不吃早餐，上午就會有強烈的進食欲望，此時為了「充饑」，大多數人會吃些小零食，比如巧克力、餅乾等，殊不知，這類小零食讓你看似沒有攝入太多食物，但是它們本身的熱量卻是很高的。研究發現，一碗牛奶麥片的熱量不到200卡，可是一小包薯片或者一小塊巧克力的熱量就高達400卡。如果一週當中，你有三次不吃早餐只吃零食，而且運動量不增加，那麼每天多出來的熱量就可以讓你在一年當中增重20斤！這是一個多麼可怕的數字！

從器質上來說，胃在一定的時間會分泌胃液來消化食物。即便你不吃早餐，胃一樣會分泌胃液準備對食物進行消化，有胃液，卻沒有食物可消化，這部分胃液可不會悄悄「回家」，而是繼續保持工作狀態，沒有食物，就對胃黏膜「工作」，慢慢地，胃黏膜就會受到損傷，胃的功能也會隨之降低。而且從肝膽的角度來說，在食物的消化上，肝膽也發揮著輔助作用，不吃早餐，也會讓肝膽的疏泄功能受阻，進而又會影響脾胃。脾胃功能受損，濕邪有了生成的根源，痰濕也就有了形成的基礎。

再來說說夜宵。夜晚本該靜臥睡覺休息，可此時卻大量活動，或者進食夜宵，極易促進痰濕的形成或者加重痰濕。中醫認為，夜晚陰氣旺，而陽氣潛藏在體內「休養生息」，以保證第二天有更好的精氣神。如果夜晚還要吃夜宵，或者進行活動，陽氣就無法得到良好休息，長久下來，陽氣就會虛衰。體內陽氣充沛，濕邪就不會氾濫，痰濕也就不易生成，可是一旦陽氣虛衰，痰濕就可以「明目張膽」地存在了。

而且吃過夜宵之後，即便人馬上進入休息狀態，胃卻不能閒著，需要消化這些食物，長期進行這種超負荷的工作，胃必然會受損傷。而且，夜宵吃過後，大多人都要進入睡眠狀態，夜宵所產生的熱量便會積存在體內成為肥胖和痰濕的「原料」。

所以，為了避免痰濕的生成或加重，一定要吃早餐，不要吃夜宵。

—減肥除濕小妙招：拔罐減肥—

拔火罐是一種傳統有效的祛濕氣減肥法，透過拔火罐能夠通經活絡、行氣活血、消腫止痛、祛風散寒排毒，同時還能祛除體內的濕氣，有助於健康減肥。朋友們可以在專業醫師的幫助下拔罐。

有痰濕「懶得動」，越不動痰濕越重

痰濕體質形成的主要原因之一就是缺少運動。如果你是肥胖的痰濕體質者，那麼肯定有一個感受：不願意動彈，什麼都不想幹，更不想走路，能坐著一定不站著，能躺著一定不坐著，完全就是運動的「絕緣體」，最舒服的事情就是躺在床上睡覺，可是睡多長時間也覺得沒睡夠，總是覺得睏。可是在此要對大家說的是：越不想動越要動，否則痰濕會越來越嚴重。

適當出汗可以調節人體熱量的平衡和水液平衡，幫助人體將內部的垃圾清理乾淨，將多餘的濕邪等毒素排出體內，所以，適當出汗是改善痰濕體質、減肥瘦身的有效手段。而運動可以幫助人體排汗，從而將積留在體內的痰濁或水濕排出體外。但是「剛不可以久，柔不可以守」，運動促進排汗也要適度，過度的運動只會讓效果適得其反。那麼，哪些運動更適合痰濕體質者呢？下面就為大家推薦幾種。

1・慢跑

慢跑屬於運動量不算太大的持續性運動，過程中不會大量出汗，而是微微出汗，這正是排出體內痰濁和濕邪的最佳狀態。而且慢跑不會過多消耗身體能量，從而避免了運動過程中或者運動後出現的疲憊、饑餓、食欲大增等不良現象。

不過慢跑也有一定的注意事項。

首先，慢跑要循序漸進，剛開始時，儘量採取跑和走相結合的方式，少跑多走或隔天跑一次為佳，經過數天的調整後再逐漸從慢跑和走相結合的方式轉換為慢跑，而且最好能每天跑一次。即便時間和體力不允許，一週也至少要保證3次左右的慢跑。

其次，慢跑要始終保持勻速狀態，也就是說從開始跑步一直到跑步結束，步伐和節奏需要保持一致，以能一邊跑一邊輕鬆與人聊天交談為好，而且跑完之後微微出汗，不感覺太累為宜。如果有明顯的喘粗氣、面紅耳赤以及大口呼吸等情況出現，就表示速度太快了，需要減慢，並且要在不斷調整中慢慢找到最佳的慢跑速度。

2・散步

相對於慢跑，散步對肥胖的痰濕體質者來說可能更為適合，因為原本就不想動彈，要想一下子動起來，肯定有些難度，但散步就相對容易。而且散步也真正能實現微微出汗，而不會在大汗淋漓中耗傷體內的正氣。不過散步也要掌握一定的原則。

首先，是時間。如今痰濕體質的肥胖者大多屬於上班族，這類人有著共同的特點：坐得多動得少！常常是長時間坐著，但是很少運動。運動時間沒有保障，不過以下兩個時間段還是可以參考的。

①早晚上下班的時間。早上運動可以激發一身的陽氣。所以早上起來，一切收拾妥當後，可以嘗試走路上班，如果公司離家較遠，那麼在保證不遲到的前提下，可以提前幾站下車，然後步行到公司；下班時也一樣，距離近可以直接走回家，距離遠，可以提前幾站下車，或者走幾站後再坐車回家。

②晚飯後散步。晚飯後散步可以說是千百年來一直備受推崇的養生方法，唐代著名醫家兼養生家孫思邈活到101歲，他在《千金翼方》中就指出：「食畢行步，踟躕則長生。」就是說飯後走走、散散步，有助於健康長壽。不過飯後散步要慢行，不能急行，否則血液都供給了四肢，脾胃沒有足夠的氣血消化吸收食物，一樣會影響身體健康。飯後至少先休息半小時後再散步。其次，散步速度要把握好。散步速度與慢跑一樣，要遵循循序漸進的原則。剛開始以每分鐘60～70步為好；沒有不適感的話，再稍加快速度，每分鐘走70～90步；散步快要結束時，可以中速走，每分鐘走90～120步，也可以快速走，每分鐘走120～140步，此時仍然沒有任何不適的話，就可以嘗試每分鐘140步以上的快步走了。

最後，要正確散步。正確散步應該是抬頭挺胸，邁大步，雙臂要隨步行的節奏有力地前後交替擺動，路線要直。在進行一段時間的慢跑或散步之後，身體定會輕鬆不少，此時還可以加入一些較為激烈的運動，比如球類運動等。不過，想要在一兩天內就將痰濕運動掉，是不可能的，也是違背生理規律的，因為痰濕的形成，或者說肥胖的形成本身就是一個慢慢累積的過程，因此要除痰濕，減重瘦身，同樣也需要一個長期的過程。所以，痰濕肥胖者在選擇適合自己的運動後更要長期堅持，如此才能收穫最終想要的結果。

當然，對於痰濕肥胖者來說還有一個非常重要的問題，那就是運動剛剛開始時非常不適應，又累又難受，其實，只要經過三、五天，甚至更短的時間，這種感覺就會消失，因此，最初的幾天一定要堅持下來。

減肥除濕小妙招：中藥配方減肥

中方配方可以健脾除濕化痰，進而發揮減肥功效。組成：佩蘭20克，白芷蒼術各15克，獨活、廣木香各10克，花椒、艾葉各5克，桂枝15克。將上藥共煎煮，提取物烘乾研成極細粉，裝入薄布內，製成8釐米×8釐米的藥芯，外用紗布配合緊貼於肚臍處(也可以製成肚兜狀，更不易脫落)。每15～20天更換1次，使用3～6個藥蕊為1療程，一般1～3個療程可使體重恢復正常。

下篇 — 瘦人祛火邪增胖

與肥胖的人相反，消瘦的人也有自身的煩惱：想胖都胖不起來！中醫有「瘦人多火」的理論，說的就是消瘦的人大多體內有火。「火」的基礎其實是人體賴以生存的陽氣，正常情況下它為人體提供著生生之機。沒火不行，可是火太過、太盛了也不行，太過、太盛就會消耗生機—對人體的精血、津液等造成消耗，這些物質虧少，人體不但胖不起來，反而會使上火現象多起來。因此，消瘦的人想要胖一些、健壯一些，就要祛除體內的火邪。

第1章

瘦人有火分虛實，祛火要對症

瘦人有火分虛實，祛火要對症雖然「瘦人多火」，增肥要將體內的火氣祛除，可是火又有虛實之分。實火通常是陽亢所致，症狀多重且急，表現為身體發熱、口乾口渴、口臭、便秘、脾氣暴躁等，舌紅，苔厚，有些火重的人舌苔甚至會變黃，需要用清熱解毒的藥用食物加以調理，比如蒲公英、綠豆等。虛火是體內陰氣消耗太過，導致津液不足所致，常表現為五心煩熱、失眠多夢、潮熱盜汗、煩躁難安、耳鳴、頭暈等症，需要滋陰補陰以清補虛火。所以，祛火也要分清虛實，對症養生。

火有虛實之分，「實降瀉、虛清補」

痰濕導致肥胖，固然對身體健康不利，需要祛除體內的痰濕，但是身材過於消瘦，也可能提示健康狀況不佳或者機體免疫力低下等諸多問題。中醫有「瘦人多火」的說法，表明消瘦的人大多體內有火，比如手足心熱、口乾咽燥、畏熱喜涼、易失眠等，都是上火的表現。不過火有實火和虛火之分，在祛火增肥之前，身材消瘦者還需要瞭解自己「上」的到底是**實火**還是**虛火**。

加多寶、王老吉（涼茶品牌）的出現，讓更多人知道了涼茶具有祛火的功效。也正因此，在南方的城市裡，涼茶鋪子一家挨著一家。不少人將喝涼茶當成了一種習慣，每天都要喝上一杯，尤其是上火症狀出現的時候，更是會喝很多涼茶。不過，同樣都是喝涼茶，有的人喝過之後感覺通體舒暢，可是有的人上火症狀不但沒有減輕，反而胃口還會變得很差。原因就是沒有辨清自己到底是實火還是虛火。

如果說對於涼茶祛火這點瞭解得還不夠的話，那麼日常一些直接用藥的情況就更能體現出大多數人的盲目了，比如只要認為上火，馬上就「啟用」牛黃解毒片、三黃片之類的寒涼藥物。這些藥物都是大苦大寒之品，對於實火來說，的確能發揮不錯的藥效，如果只是虛火，這些藥物便會讓身體更為虛弱。虛火卻用清降實火的苦寒藥物，會讓體內的陽氣大為損傷，陽氣原本是護衛一身健康之氣，一旦受到損傷，病邪就會找上門來。所以，此時的身體更容易患病。

那麼，應該如何分辨實火或虛火呢？這還要從實火與虛火的主要症狀來說，下面我們就來具體看一下。

實火通常是因為陽亢所致。有實火的人身體狀況一般都很不錯，不過是因為感受外界環境以及飲食的影響導致身體陰陽失衡，陽氣更為亢盛，由此，體內的火就迅猛燒了起來。實火症狀多較重且急，常表現為身體發熱、口乾口渴，而且喝水之後口乾口渴的情況還是無法得到緩解，舌紅，苔厚，有些火重的人舌苔甚至變黃。除此之外，還有一個非常明顯的症狀，就是臉上粉刺往往會生出白頂，而且伴有口臭、便秘，脾氣也較大。

虛火是體內陰氣消耗太過，導致津液不足所致。津液不足，體內的陽氣相對過盛。體內有虛火的人常表現為五心煩熱、失眠多夢、潮熱盜汗、煩躁難安、耳鳴、頭暈等症，雖然臉上也會長粉刺，但往往是紅疙瘩，沒有白色的尖頂，舌頭不太紅，舌苔也沒有實火者多。

中醫對上火症狀有「實則瀉之，虛則補之」的治療原則，認為實火要清瀉，而虛火就要清補。對於實火，在施用清熱瀉火藥物的同時，還需要避免在燥熱的環境中長時間停留，同時也要避免進食生熱助火的食物，而清降火熱的藥用食物則可以多吃一些，比如苦瓜、綠豆、薏仁、薺菜、蒲公英、羅漢果等都可以「敗火」；而虛火則需要從滋陰補陰入手，以充沛的陰津制衡火氣，比如可以適量服用鴨肉、銀耳、百合、麥冬、生地等。

還需要注意的是，不管是實火，還是虛火，都要對症，比如大便秘結、乾硬，多是腸胃實火所致，首先要清降胃火；失眠多夢，多是腎水不足無法克制心火所致，此時最關鍵的就是要滋補腎陰；而咳嗽咽乾，同時身體呈現出一派乾燥的現象，多是因為肺陰不足所致的虛火症狀，此時就要重點養肺陰。總而言之，消瘦者在祛火時，不僅要辨清實與虛，同時也要辨清到底是哪一臟腑出現了問題。

—祛火增肥小妙招：增肥前先確定身體情況—

瘦人們增肥前首先要確認自己的體重難以增長是不是因為有疾病等因素影響，比如胃腸病、甲亢、寄生蟲病等，因此建議先到醫院檢查，以消除這些因素。

陽氣盛為實火，清熱降火幫你增重

前面提到，實火的出現多是陽氣亢盛的表現，此時需要做的就是清瀉火氣。中醫上「血熱」泛指口乾、口苦、夜間發熱嚴重、舌紅苔黃、小便短赤、便秘等病症。

正常狀態下，血液在溫暖的氣息下運行，遇到寒涼之氣就會凝滯，而體內陽氣過盛，火氣大，血液被「燒」得過熱，血行速度就會加快，血行的力量也比正常要大得多，此時如果你摸摸脈搏，會發現變得很急。臨床上血液妄行、發熱，甚至是神志昏迷等症狀，都是血熱上火的表現。

陽氣亢盛愛上火的人，除了遺傳因素之外，與飲食、環境、情緒等有著很大關係。比如父母如果屬於陽氣亢盛的血熱體質，那麼孩子出生後血熱體質的機率就非常高，尤其是母親如果有陽氣亢盛的血熱症狀，孩子絕大多數都血熱。平時肆意進食辛辣刺激性的食物也會助長陽氣；長時間暴曬或者長期在溫度高的環境中工作、生活，也會誘發陽氣亢盛的血熱體質；情緒不穩定或者有抑鬱症狀的人，會讓波動的情緒化為體內的火氣，加速血液妄行，進而致使陽氣亢盛。

陽氣亢盛者在飲食方面可以多吃清熱解毒、降火涼血的食物，比如鴨肉、紅豆、荸薺、冬瓜、鮮藕、薺菜、蓮子心、薏仁、鮮茅根等。下面就為大家推薦兩道可以清瀉實火的養生食療方。

蒲公英粥

◆原料

乾品蒲公英30克（鮮品則加倍），粳米100克，白糖適量。

◆製作方法

1. 先將蒲公英洗淨，放入鍋內，清水浸泡10分鐘，水煎取汁；
2. 粳米淘洗乾淨，與蒲公英汁一同放入鍋中，加水適量，按常法煮粥，粥熟後加入白糖調勻即可。

◆營養功效

清熱解毒，消腫散結；適用於急性乳腺炎、乳房腫痛、急性扁桃體炎、泌尿系統感染、傳染性肝炎、膽囊炎、上呼吸道感染、急性結膜炎等。此粥可以連續服用3～5天，每天服用1劑。

苦瓜沙拉

◆ **原料**

苦瓜1根，沙拉醬適量。

◆ **製作方法**

1 將苦瓜洗淨後對剖為4片，去籽瓤及內層白膜後，以斜刀切成薄片；

2 將苦瓜片泡入冰開水中，瀝乾水分後置於冰箱中冷藏，1小時後苦瓜片呈透明狀時取出，加入沙拉醬即可食用。

◆ **營養功效**

消暑，降火，清心，明目，解熱。

對陽氣亢盛者來說，羊肉、韭菜、辣椒等性溫燥烈的飲食要少吃或者不吃，火鍋以及酒類飲食更要杜絕。同時，避免劇烈活動，選擇較為溫和的運動，比如瑜伽或者冥想、靜坐等更適合。此外，還要儘量少曬太陽。火氣大者，可以在醫生的指導下，根據具體症狀選擇牛黃解毒片（丸）、三黃片等藥物治療。

—祛火增肥小妙招：增肥前確定生活是否規律—

瘦人在增肥前還要確定自己的生活規律是否正常，是否有心理負擔，比如經常熬夜或者精神壓力過大的人，是沒有辦法長肉的，充分的睡眠和休息是長胖的前提。

心情抑鬱肝陽亢盛，疏肝理氣讓瘦人變健壯

相信瘦人們一定有過這樣的感覺：心情舒暢，幹什麼都感覺精氣神十足，渾身上下沒有不自在的地方；一旦心情不暢，渾身不舒服不說，還常感覺胸口憋悶，總想歎息，一口氣歎出去，頓時感覺舒服好多。

之所以會出現這種現象，與肝有著直接的關係。中醫認為，肝主疏泄，與情志關係密切。肝的疏泄功能，簡單來說，就是肝發揮著調暢全身氣機的作用。

肝的疏泄功能正常，氣血流通暢快，心情就能舒暢，渾身都覺得暢快；相反，肝的疏泄失常，氣血鬱滯不暢，氣鬱化火，最終就會因為火氣太大而發脾氣。

中醫有句話，叫「五志之動，各有火起」，就是說各種情緒，都可以化火。比如平時遇到事情一著急，嘴上就會起泡，臉上就會長痘，這都是上火的表現，均是因為情緒的作用而產生的。不過在各種情緒當中，憤怒

最易化火傷陰。所以一些脾氣大的人，可能屬於陰虛體質。發脾氣生內火會耗傷陰津，而陰虛陽亢又容易發脾氣，形成惡性循環。

「瘦人多火」，消瘦的人大多體內火氣大，更容易發脾氣，致使肝氣鬱結，進而導致全身氣機不暢，其中當然也包括脾胃之氣。

脾胃是飲食的受納、消化器官，也是身體氣血生化之源，身體所需的營養物質全都依賴於脾胃對飲食的消化、吸收。肝氣鬱滯則脾氣和胃氣都會受到影響，原本脾氣該推動營養全身的物質向上升，而胃氣應推動著準備被進一步消化的食物殘渣向下進入腸道。肝氣鬱滯之後，脾氣該升不升，胃氣該降不降，由此就吃不下東西了。

身體需要飲食化生氣血、津液等營養物質來充養，可是心情不好，總是吃不進東西，氣血、津液等營養物質失去了化生的來源，長久下來，只會讓身體越來越瘦。有些人說瘦子都是營養不良，餓瘦的，這樣說也不是沒有道理，總是吃不進東西，自然會營養不良，當然也胖不起來。

因此，為了讓身體快速胖起來，還要注意保持心情舒暢。不過現代生活、工作、學習等壓力都很大，若想心平氣和地面對一切並不是一件容易的事，往往稍微一點兒小事就讓人火冒三丈。為此，特別為大家推薦下面這些疏肝理氣的按摩保健法，或許能幫助你調暢氣機、改善氣血的運行狀態，舒緩壓力、舒暢心情。

1・**舒氣法**　將兩手掌重疊，放在兩乳間的膻中穴上，上下擦動30～50次就能發揮寬胸理氣、調暢氣機的作用。

2．**寬胸法**　取坐位，將右手掌放在右側乳房的上方，稍用力拍打，並且慢慢向另一側做橫向移動，如此往返移動10次後，再將兩手掌交叉緊貼於雙乳上，做橫向用力擦的動作20次；接著將兩手掌虎口的位置卡在腋下，從上向下沿著腰側推擦至髂骨，做往返推擦動作，以推擦至有熱感產生為準。這種寬胸的方法可以發揮理氣、通暢氣機的作用。

3．**理三焦**　取坐位或者仰臥位，將雙手四指交叉，橫放於膻中穴處，兩掌根按於兩乳內側，從上向下推，一直推到腹股溝處，推得過程要稍稍用力，共推20次。此方法可以通利三焦、疏肝理氣。

4．**疏肋間**　取坐位，將雙手掌放置於兩腋下，手指張開，指間距與肋骨的間隙等寬，接著分別用左右掌向右、左側分推，直至推到左右側胸骨的位置，接著再從上而下，交替推到與肚臍水準的位置。如此重複推10次。在推的過程中，要注意手指與肋間保持緊貼的狀態，用力需適度且均勻，以胸肋處有溫熱感為準。可以發揮疏肝理氣的作用。

5．**振胸膺**　取坐位，先用右手由腋下開始捏拿左側胸大肌10次，再換左手捏拿右側胸大肌10次；接著將雙手手指交叉後抱於後枕部，保持兩肘相平，盡力向後擺動，然後再向前擺動。注意向後擺動時吸氣，向前擺動時呼氣，如此一呼一吸為一次，共做10次。此方法可以發揮寬胸理氣、振奮胸中陽氣的作用。

總之，脾氣較大的瘦子們，要儘量克制不良情緒，保持平和的心態和舒暢的心情，相信在調暢情緒之後，就很快讓自己健壯起來。

—祛火增肥小妙招：增肥前確定是不是有遺傳因素—

瘦人在增肥前還需要確定是不是有遺傳因素，如果上代或者祖輩幾代都普遍形體消瘦，那現在身體偏瘦也屬於正常現象。

陰虛致虛火上浮，滋陰養陰身才安

中醫不管是養生保健，還是治病療疾，都是建立在陰陽的基礎上的，認為陰陽平衡，身體就處於健康的狀態，陰陽失衡，身體健康也就出現了偏頗，此時就需要調理。而上火，不管是虛火，還是實火，都是陰陽平衡被打破了。

瘦人多火大，而瘦人又多陰虛。這一點，只要舉個例子，就都能理解了。大家平時都有燒水的經歷，在用火燒水時，鍋裡的水隨著溫度的升高，會慢慢被消耗，隨著火的不斷加大，水蒸發消耗得也越來越快。體內的火氣也一樣，體內有火氣，就會不斷地消耗陰津，進而導致陰津虧虛，由此出現陰虛症狀。

所以，更重要的是滋陰補陰，如此身體才能安康。

滋陰的方法有很多，飲食、中草藥、膏方等，都能發揮滋陰養陰的效果，後面的章節中，我們也會具體為大家介紹在此我們先為大家推薦幾個滋陰穴，經常刺激，體內陰津就不易虧虛。

1．**三陰交穴**　三陰交穴是滋陰養顏的要穴，尤其適合女性防衰抗老使用，因此也被稱為「女人穴」。這是因為按揉三陰交穴，有助於疏通體內瘀塞，讓子宮和卵巢得到保養，月經得到調理，同時還祛斑、除皺祛痘等功效。其實，之所以有養顏的功效，還在於它可以滋陰。也因此，在養生保健中，此穴經常被推薦給女性朋友，當然，男性朋友需要滋陰的，一樣可以刺激此穴。之所以叫三陰交，就是因為這個穴位是足太陰脾經、足厥陰肝經和足少陰腎經，三條陰經相交會的穴位。稍瞭解中醫養生的人一看就能明白，這三條陰經，肝藏血，脾生血、統血，腎藏精，體內陰津虧虛，有很大程度源於肝腎虧虛、脾生血不利，而刺激此穴，這些問題都能得到解決，陰虛的問題自然迎刃而解。

取穴：三陰交位於足內踝上3寸。

操作方法：刺激三陰交，只要每天按壓3～5分鐘即可。也可以採用艾灸的方法。

2．**照海穴**　照海穴通奇經八脈的陰蹺脈，補一身之陰。照海，照有照射的意思，海有大水的意思，就是說腎經的經水在此處大量蒸發。藥王孫思邈稱照海穴為「漏陰」，也就是說，一旦這個穴位出了問題，人的腎水就少了，易導致腎陰虧虛，引起虛火上升。因此，刺激此穴，有滋補腎陰的作用。

取穴：照海穴位於人體的足內側，內踝尖下方凹陷處。

操作手法：用點穴器或者手指點揉照海穴，每天2次，每次10分鐘，長期堅持。

在按摩此穴時，閉口不能說話，感到嘴裡有津液出現時，一定要吞咽下去。

一般來說，點揉3分鐘之後，就會感覺喉嚨中有津液出現，之前如果有痛感的話，此時也會得到緩解。此時吞咽津液，可以發揮充盈腎精、滋陰固腎的作用。

3・**複溜穴** 有針灸專家稱，針刺複溜穴的滋腎陰效果非常好，相當於六味地黃丸的作用。一些怕熱、口乾、夜間煩躁難眠者，按揉此穴，不僅可以緩解諸多不適症狀，還能感受到平時總覺得有些乾的嘴唇變得涼濕柔軟，口腔水盈，身心也能平靜下來。之所以有如此良好的功效，在於它本身就是腎經的經穴，是腎經經氣最盛的穴位，腎經經氣到達此穴時，就像水流經過一樣，所以，刺激此穴可以激發腎氣、腎精，讓亢盛的內火、陰虧症狀得到緩解。

取穴：複溜穴位於小腿裡側，腳踝內側中央上二指寬處，脛骨與跟腱間。

操作手法：刺激此穴時，可以取正坐位，雙腳下垂，然後將一隻腳抬起，放到另一條腿的膝蓋上翹起來，以另一側的手輕輕握住腳，四指放在腳背上，大拇指的指腹從下往上推揉穴位，有酸痛感為宜。推完一側再推另一側，每天早晚各推揉1～3分鐘。

穴位養生是中醫傳統的養生方法，效果值得肯定，不過火氣大的瘦人們想要利用穴位養祛火健碩身體，還需要長期堅持。

祛火增肥小妙招：大運動量增肥法

加大運動量可增肥。運動量加大，人體所需的氧氣和營養物質及代謝產物也會相應增加，這需要靠心臟加強收縮力以及收縮頻率，增加心輸出量來完成，不過在大運動量情況下，心臟輸出的血不能滿足機體對氧的需要，因此機體會處於缺氧的無氧代謝狀態。但此時不是動用脂肪作為主要能量釋放，而是依靠分解人體內儲存的糖原。因此，在大運動量的缺氧環境下，脂肪不但不被利用，還會產生一些不完全氧化的酸性物質，比如酮體，降低人體運動耐力。而且短時間大強度的運動後，血糖水準下降，引起饑餓、食欲大增，這對減肥來說雖然不利，但對增肥來說確是有好處的。

衰老提前，陰虛火旺是主因

火大的瘦人常常給人一種乾巴巴的感覺，肌膚粗糙、毛髮枯槁等，是瘦人們常見的問題。這些問題給容顏帶來危機，同時也讓整個人顯得比實際年齡蒼老很多，尤其是女人，本該是嬌滴滴如花似玉的光景，卻看上去似枯樹幹一樣沒有生氣，且皺紋叢生，最不願意提及的衰老總是會在火大的瘦人面前提前而至。這都是陰虛火旺引起的。在前面介紹實火和虛火時，我們大致說了陰虛火旺的症狀表現，在此我們具體從五臟來說說陰虛火旺會給人帶來哪些不適症狀，也正是這些不適症狀加速了人衰老的步伐。

1・**腎陰虛症狀** 頭暈耳鳴，腰膝酸軟，失眠多夢，五心煩熱，潮熱盜汗，男子陽強易舉、遺精，女子經少帶少，咽乾顴紅，溲黃便乾，舌紅少津，脈細數等。

2・**肝陰虛症狀** 雙目乾澀，頭暈耳鳴，脅肋不舒，五心煩熱，潮熱盜汗，口乾舌紅，脈弦細數等。

3・**心陰虛症狀** 心慌心跳，失眠多夢，心煩胸熱，潮熱盜汗，舌紅少苔，脈細數等。

4・**肺陰虛症狀** 消瘦顴紅，潮熱盜汗，乾咳痰少，五心煩熱，舌紅少津，脈細數等。

5・**脾陰虛症狀** 主要表現為胃陰虛，症見脣乾口燥，乾嘔呃逆，形體消瘦，饑不欲食，腹脹便乾，舌紅少津，脈細數等。

這些症狀如果不加以調理，任由它「肆意妄為」，最終會讓大家出現以下症狀，但不管是什麼症狀，都是加速衰老的助推器。

1・**失眠** 夜晚入睡的時候，活躍了一天的陽氣，此時要潛藏起來，為第二天的精力恢復做好準備，而陰就成了陽的守護者，讓活躍的陽慢慢地平復、安靜下來，於是人就進入了安心睡眠的過程。但是，如果陰津不足，無法將陽氣守護住，依然讓陽氣呈現活躍的狀態，就會出現失眠的情況。

2・**高血壓** 引起高血壓的病因有很多種，陰虛就是其中一種。陰津不足，血液運行無力，身體的諸多器官得不到濡養，但為了極力供血，壓力便不得不加大，強行供血，升高血壓。高血壓患者常會出現視線模糊、頭暈眼花的症狀，其主要原因就是雙目和頭部缺少血液的滋養。

3．**便秘** 腸道有津液的潤滑，才能促進排便，津液不足，腸道不夠滑潤，就容易出現便秘。

對於陰虛火旺的瘦人來說，哪裡滋潤不夠，哪裡就會出現問題，肺燥咳嗽、不孕不育、筋骨易折、腰椎間盤突出以及季節性的過敏性鼻炎等，都與陰虛火旺有關。可不管是哪些症狀，都會加速人的衰老速度。所以，要想守護青春，延緩衰老的速度，火大的瘦人們還需要滋陰補陰，不讓火熱將身體「烤乾」變老。而以下幾點注意事項大家應儘量避免。

4．**過度勞累** 這一點包括房事過度、心神疲勞以及體力疲勞等。現如今的人們大多肩負著巨大的壓力，工作、家庭需要面面俱到，往往身心俱疲，無法得到及時的休息。損耗氣血，進而導致陰津虧損。

5．**熬夜** 中醫強調「靜養陰」「臥養血」，晚上靜臥於床上，進入深睡眠狀態，是對陰津最好的養護，夜晚不睡覺，會大大耗損陰津，讓身體虛火內生。

很多人都有熬夜的習慣，如果不儘早改掉的話，身體不但沒辦法強壯，反而還會慢慢衰弱下去。

6．**偏食**、**少食** 偏食、少食導致的營養不良，也會引起陰虛。這一點在女性朋友間更為普遍。雖然現在生活條件好，想吃什麼有什麼，但是女性朋友卻刻意控制自己的食量，為的就是保持苗條的身材。營養跟不上，陰津補養不夠，就會出現陰虛。其實不僅是女性，男人也是一樣，偏食、少食一樣會讓體內的陰津不足。

7．**久病傷陰** 生病不及時治療，一直拖著，也會慢慢消耗體內的陰津。另外，一些慢性病，比如高血壓、肺結核等，長期得不到控制，也會大大耗傷體內的氣血，進而損耗陰津。因此，生病後要及時治療和調理。

8．**過食溫燥食物** 愛吃辛辣刺激性以及油炸燒烤類食物等，火辣辣、熱騰騰的火鍋，味重的燒烤類食物，以及高溫油炸的食物等，是不少朋友的最愛。大家都知道，吃了這類食物以後，很容易出現「上火」症狀，這就是因為辛辣燥熱的食物耗損了體內的陰津，出現了陰虛陽亢的狀態，表現在外，就是上火，而這種火其實是虛火。此時只有多吃一些滋陰的食物，才能讓火降下去。

所以，想要避免衰老的腳步過快降臨在自己身上，瘦人們就要懂得滋陰補陰，同時生活中要避免傷陰的不良習慣，儘量不讓體內的火更旺。

—祛火增肥小妙招：快速爆發力運動增肥—

人的肌肉是由許多肌纖維組成的，主要是白肌纖維和紅肌纖維。運動時，如進行快速爆發力鍛煉，得到鍛煉的是白肌纖維，且白肌纖維橫斷面較粗，所以，能夠使肌群發達粗壯，由此也就能增胖了。

老年人易虛熱，清熱補虛頤養天年

相對於什麼都不在乎的年輕人來說，老年人更重視對身體的保養，因此，日常養生較為注意。不過對於體內有火的老年人來說，絕大多數都屬於虛火，尤其是一些身體並不太好且體瘦的老年人，出現虛火現象的可能性更大。

有句話叫「傻小子睡涼炕，全憑火力壯」，說的是年輕人能夠在涼炕上睡覺，靠得就是體內的火力，這種火力一般是指實火，陽氣足，不怕冷。可是老年人就不一樣了，他們經歷了幾十年的風霜雪雨，逐漸變得衰弱，哪怕身體再硬朗的老年人，也扛不住歲月的碾壓，體質逐漸會表現出虛弱狀態。所以說，老人即便體內有火也多為虛火。

就拿高血壓來說吧，年輕人患高血壓，多是因為情緒波動，比如生氣等，瞬間血壓升高很多，多是實熱引起的，從專業角度來說，稱為肝陽上亢。可是老年人血壓突然升高，大多都是因為體內陰津不足，水少了，體內的火氣相對「旺盛」，稱為陰虛陽亢。所以，瘦小的老年人在祛體內之火的時候，還要特別注意調理方法，要從滋陰補陰上入手，以制衡虛高的火氣。

對於老年人來說，煲湯無疑是滋陰補陰最佳的選擇，下面就為老年朋友推薦兩道滋陰靚湯。

川貝母甲魚湯

◆原料

川貝母5克，甲魚1條，清湯、蔥段、料酒、鹽各適量。

◆製作方法

1 將甲魚去頭和內臟，洗淨切塊，放入蒸盆中；

2 在甲魚盆中放入貝母、鹽、料酒、蔥段和清湯，上籠蒸1小時左右，即可趁熱食用。

◆營養功效

滋陰清熱，潤肺止咳，退熱除蒸；適用於陰虛咳喘、低熱、盜汗等症者。

對於甲魚，大家都不陌生，具有滋陰涼血、清熱散結、補腎益腎的作用。中醫典籍《隨息居飲食譜》中記載甲魚可以「滋肝腎之陰，清虛勞之熱」，《日用本草》也說甲魚可以「大補陰之不足」。在中醫看來，腎是人的先天之本，腎陰足，身體的陰津就不會虧虛，腎陰不足，就會出現一派陰虛之象，當然，肺臟也逃不過陰虛的困擾。川貝母也有滋陰潤燥的功效。兩者一同配伍煲湯，滋陰清虛熱的功效就可見一斑了。

沙參百合老鴨湯

◆原料

北沙參30克，百合30克，鴨肉150克，精鹽、味精各適量。

◆製作方法

1 先將鴨肉洗乾淨，切成小塊；百合洗乾淨；

2 將鴨肉與百合、沙參同入砂鍋，加水適量，文火慢燉，待鴨肉熟後，加入少許精鹽、味精調味，飲湯食肉。

◆營養功效

滋陰清熱，潤肺止咳；適用於心肺陰虛所致的心煩欲飲、口咽乾燥、神疲氣短、舌紅少津、午後低熱、乾咳不止、咳血、聲音低怯等症。

鴨肉有滋陰的功效，後面我們會提到；百合也具有滋陰潤肺、清心安神、改善睡眠的作用，非常適宜內熱自汗、盜汗的陰虛體質者食用。尤其是心肺陰虛的人，多吃些百合，可以緩解煩躁不安、燥熱失眠、記憶力下降等症狀。銀耳自古被譽為「長生不老藥」「延年益壽品」「菌中之王」，還有「平民燕窩」的美稱，滋陰潤燥的作用非常明顯。三者一同煲湯，滋陰功效自然不在話下。

當然，在煲這道湯的時候，應儘量保留各物的「清雅」特點，避免用濃厚的調味品調味。

透過上面的敘述就是想讓各位老年朋友清楚一點：體內有火不要盲目用滅火的清熱解毒類藥物以及食物，否則會損傷體內已經走下坡路的陽氣，讓身體越來越虛弱。

—祛火增肥小妙招：短時間運動增肥—

進行有氧運動時，先動用的是人體內儲存的糖原，在運動半小時後，開始由糖原釋放能量向脂肪釋放能量轉化，大約1小時後，運動所需的能量就開始以脂肪供能為主了。所以運動半小時後，待到要開始分解脂肪時就停止運動，就能發揮增肥效果。

第2章

胃強脾虛能吃還清瘦，清胃補脾讓你胖起來

中醫有個詞叫「消穀善饑」，說的就是吃得很多，可是過不了多久就又餓了，同時還怎麼都胖不起來，這大多是因為胃火大而脾氣弱引起的。李東垣在《脾胃論》中有這樣一段話：「又有善食而瘦者，胃伏火邪於氣分，則能食；脾虛則肌肉削。」吃得多、想吃是胃有火邪，也就是消穀善饑。胃對食物發揮著腐熟的作用，胃中有火熱，腐熟作用就很強，對食物的消化能力強，由此就想吃東西，吃得多，還很快會感到餓。可是僅僅胃火大，脾的運輸功能卻沒有那麼旺盛，無法將水穀精微物質轉運到身體各處，由此，雖然吃得很多，但身體依然很消瘦。因此，祛火增肥，還需要健養脾胃。

胃火大脾氣弱，吃再多也胖不起來

中醫有個詞叫「消穀善饑」，說的就是吃得很多，可是過不了多久就又餓了，同時還怎麼都胖不起來，這大多是因為胃火大而脾氣弱引起的。

在李東垣的《脾胃論》中，有這樣一段話：「又有善食而瘦者，胃伏火邪於氣分，則能食；脾虛則肌肉

削。」吃得多、想吃是胃有火邪，也就是消穀善饑，在《靈樞》中有這樣的話：「胃足陽明之脈……其有餘於胃，則消穀善饑。

胃對食物發揮著腐熟的作用，胃中有火熱，腐熟作用就強，對食物的消化能力強，由此就想吃東西，吃得多，還很快會感到餓。

雖然胃的腐熟能力很強，消化食物的能力好，可是卻不能將這些飲食有效轉化成有助於營養身體的水穀精微物質。因為消化飲食並轉化成營養物質需要依靠脾胃的共同作用，僅是胃火大，脾的運輸功能卻較虛弱，無法將水谷精微物質轉運到身體各處，由此，雖然吃得多，但身體依然很消瘦。

說到這裡我們要舉一個例子。糖尿病在中醫上被稱為「消渴病」，患者有「三多一少」的症狀，就是吃得多、喝得多、尿得多，但卻消瘦，某種程度上講，這就是胃火熾盛，腐熟食物的功能太過引起的。對於胃火大能吃、想吃卻不長肉的瘦人們來說，要清降胃火，同時還要補益脾氣。

以下幾點要注意：

首先，**及時補充水分**。胃火大，胃陰、脾陰受損就大，及時補充水分可以保持體內津液的平衡。檸檬水等具有滋陰功效，胃火大的朋友要常喝，此外，薄荷水、苦茶、菊花茶、金銀花茶等舒緩情緒的花草茶，日常也要多喝。

其次，**充足的睡眠**。睡不好很容易上火，也容易激發胃火，所以要儘量提高睡眠品質。晚上睡覺前，可以用溫水浸泡雙腳，連帶小腿也一同浸泡，水涼後再慢慢加熱水，泡到腳熱、微微出汗後上床休息。如此進行足浴一個星期，就會發現睡眠品質得到了大大提升。

最後，是最為重要的一點，**食療**。胃受納飲食，胃火大吃得多，在控制食欲的同時，一定要進食清淡的食物，避免油炸、味重的飲食，以蔬菜、清湯等低熱量飲食為主。

下面就會大家推薦兩道清降胃火、助益脾氣的食療方。

蘆根粥

◆原料

鮮蘆根150克，竹茹15克，粳米50克。

◆製作方法

1. 將蘆根洗淨、切段，與竹茹入鍋加水同煎，去渣取汁；
2. 粳米淘洗乾淨，與上述藥汁一同煮粥即可。

◆營養功效

清熱，除煩，生津，止嘔；適用於熱病津傷所致的煩熱口渴、舌燥津少，肺熱壅滯所致的肺癰、咳吐膿痰、痲疹初期、疹出不暢、熱淋澀痛等症。

蘆根味甘，性寒，歸肺、胃經，有清熱生津、清熱排膿、宣毒透疹、利尿解毒的功效。《本草經疏》說它「味甘氣寒而無毒，甘能益胃和中，寒能除熱降火，熱解胃和則津液疏通而渴止矣」，表明蘆根甘寒，既養脾胃，又清降胃火，養陰生津而止渴，有寓補於清，袪邪而不傷正的特點。

番茄炒苦瓜

◆原料

番茄2個，苦瓜1條，鹽、油、味精、蒜末各適量。

◆製作方法

1. 先將苦瓜洗淨，除去瓜瓤及內膜，切成細絲，放在沸水中焯一下，撈出後瀝乾水分，番茄過開水後去皮切小塊；
2. 鍋內加油燒熱，下苦瓜煸至將熟時，放入番茄小塊，繼續翻炒至苦瓜熟後，加鹽、味精以及蒜末，翻炒均勻後起鍋即可。

◆ **營養功效**

清降胃火；適用於因胃熱或貪食葷腥厚味以及飲酒過量引起的脘腹脹滿、呃逆厭食、口臭煩渴等症。

胃火大食欲很強，不過一定要經受住考驗，才能漸漸平抑胃火，讓這種不正常的飲食以及吸收方式轉入正軌。

—祛火增肥小妙招：按時睡覺增肥—

按時睡覺可以增肥增重。若晚上9點就上床睡覺，快的話，9:30左右就能進入睡眠狀態了。即便晚上有工作，或者活動量大，尤其是夏天，10點以後睡覺也是可以的，但是如果超過11點還沒有上床睡覺，想要長胖肯定就比較難了。

包心菜——清熱解毒，胃火大者可常吃

引起胃火旺的原因有很多，飲食不注意是其中之一，比如嗜酒、貪食辛辣、過食肥甘厚味等，都可能導致胃火的產生，瘀血、痰濕、積食等在局部凝結，致使胃氣不暢、血流受阻，也會引起胃熱。此外，肝膽有火，比如肝氣不暢，侵犯胃氣，也會引起胃熱。

胃火旺盛，一個很明顯的症狀就是口臭，想要消除這一症狀，就要清胃熱，在此我們為大家推薦常見的清胃熱蔬菜—包心菜。

包心菜味甘，性平，歸脾、胃經，有健脾養胃、緩急止痛、解毒消腫、清熱利水等作用，內熱引起的胸悶、口渴、咽痛、小便不通、耳目不聰、睡眠不佳、關節不利和腹腔隱痛等症，都可以吃包心菜。

現代研究發現，包心菜中含有的維生素C等成分具有止痛和促進潰瘍癒合的作用；其所含的鉀元素對防治高血壓等病症有益；維生素K還有助於防止血液凝固，有助於骨質的增強；尤其是它所含的維生素U，具有保護黏膜細胞的作用，對胃火及胃潰瘍的預防和治療有良好療效。而且包心菜中還含有豐富的抗衰老、抗氧化成分，常吃可以延緩衰老，且能提高機體免疫力。

對胃火的清降，也在於包心菜中含有大量粗纖維，幫助腸胃對渣滓物質的排出。

對於包心菜的吃法，想必大家都不太陌生，清炒、涼拌、做沙拉、煮粥等都可以，下面就為大家介紹兩種包心菜清降胃火的食療方。

番茄包菜

◆原料

包心菜500克，番茄2個，蔥花、油、鹽、醬油、味精各適量。

◆製作方法

1. 先將番茄用開水稍燙，去皮切塊，包心菜洗淨切片；
2. 鍋內加油燒熱，放蔥花煸香，加包心菜炒至7成熟時，投入番茄略炒，再加入鹽、醬油燒至入味，點入味精拌勻即成。

◆營養功效

酸甘開胃，益氣生津；適用於身體疲乏、心煩口渴、食欲不振等症。

胃火大的人胃陰多虧虛，所以用酸甘的番茄與包心菜一起炒，不僅可以祛胃火，還能滋補胃陰，可謂一舉多得。

肉末包心菜

◆ **原料**

豬肉末150克，包心菜300克，蔥頭50克，蔥薑末、植物油、醬油、鹽、雞精、水澱粉各適量。

◆ **製作方法**

1 包心菜洗淨切絲，蔥頭洗淨切絲；

2 鍋內加油燒熱，投入肉末煸炒至發白，接著加入蔥薑末、醬油煸炒，然後倒入包心菜和蔥頭絲，快速翻炒幾下後，加鹽、雞精調味，用水澱粉勾薄芡即可。

◆ **營養功效**

寬腸清胃，抗氧化，抗衰老。

對包心菜進行烹飪時，生吃或者短時間烹煮最好，因為長時間烹調會降低它的營養價值。

其實對於養生保健來說，並不是貴的東西就是好的，只要對症，哪怕諸如包心菜這種非常不起眼的蔬菜，也能發揮良好的養生功效。

—祛火增肥小妙招：心寬自然胖—

如今生活和工作壓力都非常大，但不管是什麼天大的事，都儘量不要讓自己煩惱，要想辦法宣洩，哭一場、踹兩腳、吼一頓，然後倒頭大睡一覺，有效的情緒調整方式會讓你想不胖都難。

每天一杯「甘蔗汁」，脾胃都舒坦

胃火大，胃陰不足，大量的熱鬱積在胃中，胃部就會有隱隱的疼痛和燒灼感，同時，胃陰不足，胃氣上逆，就容易出現乾嘔等症狀；若胃陰上不能滋潤咽喉，下不能濡潤大腸，就會出現口乾咽燥、時有便秘的症狀。而甘蔗剛好可以滋補胃陰，清體內虛熱，胃火大的瘦人們可以經常榨汁服用。

甘蔗味甘、澀，性平，歸肺、胃經，具有清熱解毒、生津止渴、和胃止嘔、滋陰的功效，有口乾舌燥、津液不足、小便不利、便秘、消化不良、嘔逆等症者，可以多吃些甘蔗。李時珍曾說「蔗漿甘寒，能瀉火熱」，還說「蔗，脾之果」，因此，在清胃火、補脾方面，甘蔗發揮著良好的作用。

唐代詩人王維曾在詩中寫道：「飲食不須愁內熱，大官還有蔗漿寒。」說的是不用為內熱發愁，性寒的甘蔗汁可以滋陰、除胃熱。由此可見，作為一種甘涼滋養的食療佳品，甘蔗自古以來一直被人們所稱頌。

用甘蔗榨汁非常簡單，只要將甘蔗去皮切成小段後，放入果汁機中即可。可以單獨用甘蔗榨汁，也可以在甘蔗中加入其他清降胃火、滋補脾胃之陰的食物，比如荸薺、梨等，下面就為大家介紹一款由甘蔗和生薑一同榨的汁。

甘蔗生薑汁

◆原料

甘蔗300克，生薑10克。

◆製作方法

1. 將甘蔗去皮切段，放入果汁機中榨汁；
2. 生薑洗淨切塊，也放入果汁機中榨汁，將兩汁混勻，分3～4次服用即可。

◆ **營養功效**

滋養胃陰，止吐，健脾和中；適用於陰液不足、胃氣上逆、反胃嘔吐，或噎膈、飲食不下等症。生薑具有降逆止嘔的功效，雖然屬性溫熱，但與性寒且具有清熱生津、養胃陰功效的甘蔗合用，屬性就變得平和多了。而且再加了生薑，清降胃熱的同時，又不會傷胃。

據晃氏《客話》講：「甘蔗煎糖則熱，煮水成湯則冷。」所以將甘蔗熬煮成湯滋陰清熱的效果更好。因此，用甘蔗清胃火，除了可以榨汁外，還可以煮湯，下面我們就介紹一道由甘蔗熬煮的清熱湯。

銀耳甘蔗湯

◆ **原料**

甘蔗500克，銀耳30克。

◆ **製作方法**

1 將甘蔗去皮切段，銀耳用水泡發後撕碎；

2 鍋內加少量水燒沸，放入甘蔗段和銀耳，小火慢煮1小時左右即可。

◆營養功效

清熱生津，滋補胃陰；適用於胃陰虛者飲用。

銀耳有滋陰止咳、潤肺去燥、潤腸開胃的作用，是陰虛火旺之人的滋補佳品，與甘蔗一起更能加強補胃陰的功效。此湯吃銀耳喝湯，可以每天服用1次。

需要注意的是，甘蔗具有解酒的功效，不少人一邊喝酒一邊喝甘蔗汁，認為這樣就不易喝醉。但這樣對身體反而不好，非常容易生痰。所以，需要解酒的時候，儘量在酒後喝甘蔗汁。此外，變質的甘蔗不要吃，否則會引起嘔吐、抽搐、昏迷等中毒症狀。

—祛火增肥小妙招：飲食要跟上—

瘦人們增肥首先要注重飲食，飲食一定要跟上。增肥者的膳食搭配一定要合理、多樣，除了要多吃肉、蛋、奶以外，還要適當地多吃豆製品、蔬菜、瓜果等。對於注重長肌肉的男士來說，飲食上可以增多高蛋白、高熱量的食物，女士為了不過度增肥，在飲食上保持均衡即可。

白菜——清熱除煩可養胃

俗話說「百菜不如白菜」，大白菜是實惠的大眾蔬菜之一，深受老百姓的喜愛，而且它還有不錯的養生功效，民間就有「白菜吃半年，大夫享清閒」的說法，可見常吃大白菜有利於祛病延年。而對於胃火大的人來說，大白菜也能發揮養生作用。

中醫認為，白菜性平、微寒，歸腸、胃二經，有解熱除煩、通利腸胃、養胃生津、解酒毒等功效。單單這幾句話，就表明了大白菜清熱除煩、養腸胃的良好功效。著名醫書《滇南本草》記載大白菜「主消痰，治咳嗽，利大小便，清肺熱」，說明大白菜有清熱的作用。

而且大白菜中含有豐富的膳食纖維，不僅可利腸通便，還可以增強飽足感，讓人不至於因為吃太多而給胃腸造成過重負擔。同時能清腸排宿便。

對於白菜的烹飪方法，想必大家都不陌生，其中有一款非常經典的白菜做法：白菜與豆腐一起燉。下面就來介紹一下它的做法。

白菜燉豆腐

◆原料

大白菜500克，豆腐500克，蔥、薑、植物油、鹽、雞精、高湯各適量。

◆製作方法

1 大白菜洗淨切片，豆腐切塊，蔥切絲、薑切末；

2 將豆腐塊放入沸水鍋中焯水撈出，再將白菜片也放入沸水中焯水撈出；

3 鍋燒熱，加油，放入蔥薑末爆香後下白菜稍炒，加入高湯、鹽、豆腐塊，燉至白菜和豆腐都充分入味後，撒入雞精即可。

◆營養功效

解熱除煩，通利腸胃，養胃生津。

與白菜一樣，豆腐也有一定的寒性，可以清胃熱，因此，對於胃火較大的人來說，吃這道白菜豆腐可謂恰到好處。

當然除了燉白菜以外，還可以涼拌、清炒、醋溜、做餡等，比如可以將白菜心洗淨切碎後，直接用清油炒熟食用，對消化不良引起的腹瀉者非常適合。此外，醋溜白菜也是一道深受大家歡迎的開胃助消化爽口菜。

醋溜白菜

◆**原料**

大白菜500克，大蔥、白糖、陳醋、鹽、乾澱粉、花生油各適量。

◆**製作方法**

1 大白菜葉洗淨，控乾水分，斜刀片成稍大一點兒的片，蔥切段，糖、醋、鹽、澱粉加入適量清水一起調成芡汁；

2 鍋內加油燒熱，下蔥爆香後，下白菜片，白菜片變軟時加調味汁，炒均勻即可起鍋。

◆**營養功效**

養胃生津，清熱去火。

—祛火增肥小妙招：健身器械要選好—

健身增肥首先要選一些合適的健身器材，比如啞鈴、槓鈴、拉力器、組合健身器等，器材選好了，運動量也要掌握好，不能太小，否則對肌肉的刺激不足，鍛煉效果也就不理想。可是運動量過大的話，對能量的消耗又大於補償，依然沒有辦法變得肥健。所以一般來說，應從小運動量開始，然後逐漸加大運動量。

「胃強脾弱」，多吃山藥准沒錯

既要清降胃火，又要健脾養脾，讓攝入的飲食能真正發揮滋補養生功效，這本身就是一大學問。不過，在此我們要為大家推薦一種養生佳品—山藥，在清胃火的同時，又能健脾。

山藥味甘，性平，歸脾、肺、腎經，具有健脾補肺、益胃補腎、固精等功效。對於胃火較大的瘦人們來說，吃山藥最大的好處就是既不會助益胃火，同時又能健養虛弱的脾。山藥屬性平和，不溫不燥，而且又容易被消化吸收，是難得的補益食材，素來有「平價人參」的稱號。在《本草綱目》中，李時珍將山藥的功用概括為五大方面：「益腎氣，健脾胃，止瀉痢，化痰涎，潤皮毛。」

脾胃虛弱、倦怠乏力、因過度勞累導致的氣血虧虛以及膚色暗沉、有斑點者經常食用山藥，都會收到良好的效果。

胃火大的人，雖然很能吃卻氣血不足，這正是因為攝入的飲食無法轉化成有效的營養物質供給身體所需。而每天煮食山藥100克左右，連續吃1～2個月，就能改善氣血不足的症狀，讓身體壯實起來。

在《神農本草經》中，也將山藥列為「補虛、除寒、長肌肉、久食耳目聰明」的上品，許多滋補方劑都含有山藥成分，比如由明代流傳至今的益壽食品「八珍糕」，就是用山藥、山楂、麥芽等8味中藥研末後與米粉一起製成的，對於老年人、兒童之脾胃虛弱、面黃肌瘦、便溏泄瀉等症，效果非常顯著。

現代藥理研究表明，山藥中含有大量的澱粉酶、多酚氧化酶、無機鹽、維生素、皂苷、黏液質等多種營養物質。而且山藥也屬於低熱量的食品，且食用後容易產生飽足感，從而避免吃太多的情況。同時，山藥中還含有大量的纖維物質，可以輔助腸胃消化和吸收，減少毒素在體內的滯留時間。

山藥的吃法有很多，蒸、煮、炒等都可以，還可以曬乾後磨成粉食用。不管怎麼吃，山藥益氣健脾的功效都不會受到影響。下面我們就來介紹一道清胃火、健脾氣的養生粥。

山藥綠豆粥

◆原料

山藥100克，綠豆20克，粳米50克。

◆製作方法

1 將山藥洗淨去皮切小塊，綠豆洗淨，粳米淘洗乾淨；

2 將所有原料一同放入鍋中，加水適量，大火煮沸後，轉小火熬煮成粥即可。

◆營養功效

清熱解毒，健脾養胃。

綠豆具有明顯清熱敗火、解毒的功效，與健養脾胃的山藥一同煮粥，既保證了健養脾氣的作用，又發揮了清熱敗火的效果，非常適合胃火大的朋友食用。除了與綠豆煮粥以外，還可以用山藥與黃瓜、絲瓜、冬瓜等一起煮粥，同樣可以發揮清熱補身的目的。

山藥雞湯

◆ **原料**

山藥200克，雞1隻，銀耳20克，蓮子30克，薑片、蔥段、鹽各適量。

◆ **製作方法**

1 將銀耳、蓮子浸泡，銀耳撕為小朵，蓮子去心，山藥洗淨去皮切塊，雞處理乾淨後，切塊；

2 將上述原料及薑片、蔥段一同放入鍋中，加水適量，燉煮約2小時，待雞肉熟軟後，加鹽調味即可。

◆ **營養功效**

滋補胃陰，補氣養血。

山藥燉雞湯是中醫養生常見的養生滋補藥膳，不過在其中又加入了滋陰清熱的銀耳、蓮子等，就讓這道滋補藥膳在滋補的同時，又增加了清熱的作用，非常適合胃火大而脾氣弱的瘦人們滋補強身。

所以，胃火大的瘦人們，平時多吃些山藥，強健身體準沒錯。

—祛火增肥小妙招：睡前喝杯牛奶—

睡前喝一杯牛奶，可以發揮寧心安神、促進睡眠的作用，喝完牛奶，在床上慢慢做幾次深呼吸，讓腦部紛亂活躍的思維逐漸平靜下來。此外，在睡前洗個熱水澡或者用熱水泡腳，也是解除困乏、促進睡眠的好辦法。

常飲「藿香薄荷茶」，脾胃健康身體壯

平時嗜酒、嗜食辛辣、過食膏粱厚味等不當飲食，常會導致胃中火氣過大，繼而出現上腹不適、口乾口苦、大便乾硬等症。如果生活中你也出現了這些症狀，不妨給自己泡杯藿香薄荷茶來飲。

藿香薄荷茶

◆ **原料**

紫蘇葉10克，薄荷葉10克，佩蘭葉10克，藿香15克。

◆ **製作方法**

將上述原料分別洗淨後，納入帶蓋的大杯子中，沖入沸水，悶泡約10分鐘後，代茶飲用即可。

◆ **營養功效**

發表散寒，祛濕和中；適用於暑天外感寒邪、內傷濕濁、頭痛、惡寒、身重困倦、不思飲食，以及夏季胃腸炎、噁心嘔吐、大便泄瀉、全身惡寒、關節酸楚等症。

上述藥量為1天的量，如果沒有帶蓋的大杯子，可以直接將上述原料放入熱水瓶中沖入沸水悶泡。

這道藥膳茶飲出自《中草藥製劑選編》，夏天因為悶熱的天氣容易中暑的人飲用此茶最為相宜。胃火大，吃得多，胃對食物的腐熟力度大，可是脾在消化中應該發揮的作用卻沒能發揮，由此食物殘渣大多還是會積聚在胃中，生濕生熱，加重濕邪對身體的傷害，尤其是夏季，暑熱和濕邪相結合，身體困重、頭暈頭痛、不思飲食、噁心嘔吐等症狀就出現了。此時病因就變得更為複雜，而在調理身體時，也要多方並重，在清熱除濕的同時，更要徹底祛除胃火大這一根源，否則濕熱緩解，進食量又大增，最終還是會讓各種不適症狀出現。因此，每天喝一劑藿香薄荷茶，就能調理這一複雜的問題。

茶飲中，**藿香**味辛，性微溫，歸脾、胃、肺經，有化濕、解暑、止嘔的功效。夏令感冒、寒熱頭痛、胸脘痞悶、嘔吐泄瀉、妊娠嘔吐、手足癬等症的治療，都可以用到藿香。藿香具有芳香氣味，中醫有「芳香化濕」的理論，說的是具有芳香味道的藥用食物可以行氣散濕。同時藿香還可以提振脾胃之氣。《本草述》記載，藿香「散寒濕、暑濕、鬱熱、濕熱。治外感寒邪，內傷飲食，或飲食傷冷濕滯」，《藥品化義》說藿香「氣芳香，善行胃氣，治嘔吐霍亂，以此快氣，除穢惡痞悶。且香能和合五臟，若脾胃不和，用之助胃而進飲食，有理脾開胃之功」。從這兩點就能看出藿香除濕養脾胃的作用。

紫蘇葉味辛，性溫，歸肺、脾經，具有發汗解表、行氣寬中的功效，可以「醒脾胃，宣化痰飲」，因此對健養脾胃、祛除痰濕等有一定功效。而且其所含的紫蘇醛等物質，具有解熱、抗菌的功效。

薄荷味辛，性涼，歸肺、肝經，具有發散風熱、清利頭目等功效，在這款茶飲中，可以輔助紫蘇發散解表。

佩蘭味辛，性平，歸脾、胃、肺經，具有芳香化濕、清暑解表的功效。《中藥志》中記載佩蘭可以「發表祛濕，和中化濁」，能夠治療傷暑頭痛、胸悶腹滿、口臭等症。竹葉也具有一定的清熱作用，與藿香、佩蘭等煮茶，一樣可以解決暑濕、脾胃不適的問題。

二葉藿香茶

◆原料

藿香10克，鮮竹葉10克，佩蘭葉10克，薏仁10克。

◆製作方法

將以上四味洗淨晾乾後，研為粗末，加水煎煮，去渣取汁，代茶頻飲即可。

◆營養功效

健脾和胃，芳香化濕，疏散暑邪；適用於夏季暑熱引起的發熱、口渴多飲、多尿、汗閉等症。

總之，胃火大的瘦人們，日常尤其是夏季多喝這類茶飲，就能消胃火，使脾胃功能恢復到正常狀態，健壯身體也就變得簡單多了。

—祛火增肥小妙招：早上增肥動作—

早晨起床前，保持仰臥姿勢，伸直雙腿，接著深吸一口氣，屈膝，讓大腿緊靠在腹部，如果想貼得更緊，則可以用雙手緊抱大腿。呼吸數秒後，將雙腿緩緩放鬆，接著呼氣，恢復原狀。每天早上重複4～5次即可。

「金銀花茶」——清熱不傷胃，最適合胃火旺的人飲用

既要清胃火，同時又不能傷及脾胃，這對於瘦人養生者來說顯得有些為難，總覺得兩者不能兼顧。在此我們為大家推薦一種茶飲—金銀花茶。

金銀花茶

◆ **原料**

金銀花1茶匙，冰糖或蜂蜜適量。

◆ **製作方法**

將乾燥的金銀花放入杯中，沖入滾燙的沸水，悶約10分鐘，酌情加入冰糖或者蜂蜜調味即可。

◆ **營養功效**

清熱解毒，疏利咽喉，消暑除煩。

金銀花味甘，性寒，歸肺、心、胃經，具有清熱解毒、疏散風熱的功效。金銀花具有芳香氣味，能夠透達經絡，降濁祛邪，在宣散風熱的同時，又善於清解血毒，因此其清熱功效十分顯著，臨床上

也多將金銀花用於治療各種熱性病、濕病發熱等症狀。

現代藥理研究證明，金銀花富含揮發油及黃酮類、有機酸類、三 類等多種活性成分，具有抑菌、抗病毒、解熱、抗炎等作用，而其含有的木犀草素、肌醇、皂苷、鞣酸等成分，又有較強的殺菌、抑菌作用，所以，金銀花又被稱作「植物抗生素」。

民間常以金銀花和甘草配伍，用開水浸泡後代茶飲，能夠清熱解毒。用金銀花的藤、葉、花蒸餾後取露，稱為「金銀花露」，可以作為夏令時節芳香可口的保健清涼飲料，兒童服用可以預防夏秋熱痱；用金銀花配伍膨大海、麥冬、甘草，用沸水沖泡後飲用，可以清咽利喉，特別適合演員、播音員、教師等專業人員保護嗓子。不過最值得稱道的是，金銀花雖然性寒清熱，但味甘，這一特點使其在清熱的同時不傷胃。

金銀花可以單獨泡茶，也可以配伍其他藥用食物一起泡茶、煮茶等，比如蘆根、薄荷、蓮子、菊花等都可以。下面這道清熱健脾湯就非常適合胃火較大的朋友飲用。

銀花蓮子湯

◆原料

金銀花30克，蓮子（不去心）50克，冰糖或蜂蜜適量。

◆ **製作方法**

1 將金銀花、蓮子洗淨；

2 先將金銀花煮水後去渣取汁，再用其汁煮蓮子，待蓮子熟軟後加入冰糖，或者稍涼後調入蜂蜜調味即可。

◆ **營養功效**

清熱解毒，健脾止瀉，適用於細菌性痢疾、腸炎患者，且凡因熱毒內擾胃腸引起的暴瀉、痢疾，裡急後重並伴有發燒、肛門灼熱、心煩者，皆可飲用。

需要注意的是，不管是單獨用金銀花泡茶，還是配伍其他藥物一同泡茶，都要注意，不能長期飲用，也最好不要每天飲用。體內確實有實熱毒邪侵襲的患者，在熱毒消退後也應適時停服。特別是虛寒體質者以及處於月經期內的女性不能飲用金銀花茶。而且也要注意胃熱到底屬於虛熱還是實熱，金銀花茶飲只適合實熱，如果想要去虛熱，還需要加入適量的滋陰清熱之品。

—祛火增肥小妙招：增肥動作（一）—

雙腿盤坐，兩手握拳與肚臍齊平，深吸氣，讓胃部提高，接著呼氣，恢復原狀；這一動作雖然簡單，但是可以讓腹部肌肉變得緊實。每天做5次以上，有益於胃部附近的血液循環，可以健胃，這對增肥來說也是有好處的。

大黃妙用可瀉胃火調氣血

口乾、口苦、口臭、大便乾硬等，都在提示你可能胃火過大了，如果你身體又較為消瘦，那麼此時就要注意清降胃火，將胃的功能調理到正常的狀態中。這裡就為大家推薦一下大黃。

大黃味苦，性寒，歸脾、胃、大腸、肝、心包經，具有瀉下攻積、清熱瀉火、涼血解毒、活血祛瘀的功效，是甘肅「五寶」之一，被歷代中醫學家以及養生者稱為「保健聖藥」，實熱便秘、濕熱瀉痢、黃疸、淋病、水腫腹滿、小便不利、咽喉腫痛、胃熱嘔吐等症，都可以用大黃治療。

說到大黃，大家可能馬上就會想到它「攻下」的作用，實火所致大便秘結的人，只要吃些大黃，馬上就能發揮通腸瀉腑的作用。所以又有「將軍」的稱號，說的就是它藥性猛烈，攻下力度非常強。

有道是「大黃妙用是補藥」，胃火大要清火，但是大黃這樣性情猛烈的藥物，在清降胃火的同時難免會傷及體內的正氣，如此倒有點「撿了芝麻丟了西瓜」的意味。可是好就好在「將軍」除了性情暴烈、能夠平定戰亂之外，還能安撫民心，大黃也是這樣，只要用得好，它不僅清瀉火氣，還能安和五臟。

比如《神農本草經》中雖然將大黃列為「下品」，但也說它能「蕩滌腸胃，推陳致新，通利水穀，調中化食，安和五臟」。而專攻傷寒證的醫聖張仲景，在《傷寒論》所載的113個藥方中，用到大黃13次之多；著名醫家張景嶽更是將大寒的大黃與大熱的附子並稱為「亂世之良將」。由此就能看出大黃在調理身體上的不凡作用。

用大黃對身體進行調理的方法也非常簡單，可以直接取少量大黃嚼服，也可以用它來泡茶、煮粥等，下面就來看看如何用大黃泡茶。

大黃茶

◆原料

生大黃3～10克，冰糖適量。

◆製作方法

將大黃洗淨後放入杯中，加入冰糖，沖入沸水，加蓋悶泡約10分鐘後代茶飲用即可。

◆營養功效

健脾胃，助消化，瀉胃火，調和氣血。

在應用大黃時，主要用的是大黃的炮製品，將大黃作為攻下藥時，取其清熱攻下或者清導實熱之性時，要用生大黃，而且要確保瀉下的強度時，在配伍其他藥材時，一定要後下，甚至不煎煮，直接用開水泡過之後沖服即可。因為大黃中起瀉下作用的成分不耐高熱，在高熱過程中會被分解破壞，瀉下強度也就受到了影響。而在清泄臟腑濕熱症狀時，通常用熟大黃。還有一種是酒大黃，用來通利血脈，可以發揮活血化瘀的作用。大黃炭或者焦大黃則主要用於出血證，可以增強止血的作用。所以，在應用大黃時，還要根據自身的症狀來選擇。

大黃粥

◆原料

大黃10克，粳米100克。

◆製作方法

1. 將大黃擇淨，放入鍋中，加清水適量，浸泡5～10分鐘後，水煎取汁備用；
2. 粳米淘洗乾淨，加清水適量煮粥，待熟時，調入大黃藥汁，再煮一、二沸即成。

◆營養功效

瀉下通便，清熱解毒，活血化瘀，清瀉濕熱；適用於熱毒熾盛、熱結便秘、跌打損傷、癥瘕積聚、濕熱黃疸、小便淋澀等。

在煮粥時，也可以將大黃2～3克研為細末，調入粥中服食，每日1劑。

大黃雖然清瀉胃火的功效顯著，但不能長期服用，待胃火下降後便要停止。而且瘦人們多氣血不足，不宜用大黃清瀉胃火；慢性腹瀉以及懷孕、月經期的女性朋友都不宜服用大黃。

—祛火增肥小妙招：增肥動作（二）—

採取俯臥位，臉部不要受壓迫，面朝左或朝右均可，以2～3分鐘為限。這一動作對胃下垂有良好療效。胃下垂等病症治好了，增進食欲，對增肥有效。

「陳皮茶」——清胃調脾，胃強脾弱者宜飲用

肝氣不暢侵犯脾胃，會導致胃火大，胃火大且伴有腹脹腹痛等症的瘦人們，大多是因為肝氣不暢引起的。此時可以試著用陳皮泡茶飲用。

陳皮味苦、辛，性溫，歸肺、脾經，具有理氣健脾、燥濕化痰的功效。陳皮具有發散的性質，氣味芳香，因此擅長理氣，具有理氣健脾、燥濕化痰的功效，胸膈痞滿、脾胃氣滯、脘腹脹滿等症者都可以服用適量的陳皮進行調理。

中醫用陳皮為主要成分配製的中成藥，如陳皮膏、陳皮末、川貝陳皮、蛇膽陳皮、甘草陳皮等，都是化痰下氣、消滯健胃的良藥。肝氣不暢致使脾胃之氣不升不降，用陳皮來行散，最是恰當不過。

對於養護脾胃來說，陳皮可謂是很「君子」的藥，它能和百藥，也能和諸多食材一起食用，不管是做調料

煲湯、燉菜，還是泡茶，陳皮都能完美發揮它的養生功效，且在除胃火、防濕熱上發揮著顯著的療效。

下面就為大家推薦一道由陳皮製成的清熱湯飲。

陳皮豆湯

◆ **原料**

陳皮10克，綠豆30克，紅小豆30克，冬瓜100克，鹽適量。

◆ **製作方法**

1 將冬瓜洗淨，切丁，其他各料洗淨，紅小豆提前用水浸泡2小時以上；

2 將各料一同放入鍋中，加水適量，如常法煮至豆子熟軟後，加入冬瓜丁，繼續煮至冬瓜熟爛後，加鹽調味即可。

◆ **營養功效**

健脾利濕，清熱敗毒；適合夏季暑熱時節飲用。

綠豆、紅小豆、冬瓜都有一定的清熱作用，對於胃火大者有一定的幫助，因此胃火大的瘦人們可以多服用此湯。

陳皮鯽魚

◆**原料**

鯽魚1條，陳皮10克，薑絲、蔥段、黃酒、鹽、味精各適量。

◆**製作方法**

1 將陳皮洗淨後用水泡開切絲；

2 鯽魚處理乾淨，放入碗中，擺上薑絲、陳皮絲、蔥段，再倒入黃酒，撒上鹽、味精，加少量清水，放入鍋中隔水蒸熟即可。

◆**營養功效**

健脾理氣，和胃除脹，止痛。

養生界有「魚生火」的說法，不過鯽魚是個例外，吃了之後不會上火。所以，在此用陳皮與鯽魚一同烹飪，不僅可以理氣祛火，還能健養脾胃。

此外，如果可能的話最好自製陳皮，更為衛生、安全。方法也非常簡單，只要取成熟橘子，放入溫水中洗淨外皮，也可以用鹽搓一搓，再沖洗乾淨，剝出橘瓣，把皮放在乾淨的托盤中曬乾，放入乾淨、乾燥的容器中儲存即可。貯存一年以上或者更久的時間就可以用了。

—祛火增肥小妙招：增肥動作（三）—

仰臥於床上，雙足同時向上舉，兩手扶住腰部位置，以取得身體平衡，然後做倒立動作。一開始或許覺得很難平衡，但是多做幾次，就會熟練，此動作對胃下垂有特別顯著的效果。胃好了，飲食正常就能快速增肥。

「增肥湯」——清熱除濕提升消化力

胃火大，一方面能吃，一方面又因為脾虛不能健運，而致使濕邪滯留體內，此時吃得多，但消化能力卻沒有那麼強了，反倒吃不下多少東西。不管是吃得多，還是吃得少，都不是正常現象，此時就需要想辦法提升消化力，讓進食恢復正常。在此就為大家推薦一道「增肥湯」。

增肥湯

◆原料

烏骨雞1隻，黃芪10克，茯苓10克，薏仁20克，薑片、蔥段、鹽各適量。

◆製作方法

1. 將烏骨雞如常法去內臟等等處理乾淨，黃芪、茯苓、薏仁洗淨，黃芪入藥袋裝好；
2. 鍋中加水，將上述除鹽以外的原料一同放入鍋中，大火煮沸後，轉小火燉煮約3小時，待雞肉軟爛後加鹽調味即可。

◆營養功效

清熱利濕，補氣養血，益小腸。

中醫認為，烏骨雞味甘，性平，歸肝、腎、脾、肺經，具有補益氣血、滋補肝腎、健脾清熱等功效，是滋補強身的常用品，常食可以大補臟腑。而且用烏骨雞燉出的湯，湯水清亮，口感細嫩，鮮味醇厚，很容易提起食欲。

黃芪味甘，性微溫，歸脾、肺經，有補氣升陽、益衛固表、托毒生肌、利水消腫等功效，是中醫養生者常用的補肺脾之氣的保健藥品。而且吃黃芪可以「充腠理，治勞傷，長肌肉」，由此就能看出黃芪是補益氣血、增長肌肉的佳品，非常適合瘦人補益。

茯苓味甘、淡，性平，歸心、脾、腎經，有利水滲濕、健脾、安神的功效。茯苓健脾除濕的效果非常顯著，對於胃強進食過多而脾虛運輸無力所致的現象最為適用。

薏仁味甘、淡，性微寒，歸脾、胃、肺經，具有利水滲濕、健脾止瀉、祛濕除痺、清熱排膿等功效。

濕聚化熱化火，濕邪積聚，長期無法得到祛除，就會化生火、熱，而有了茯苓和薏仁這兩味除濕藥的加入，就讓火、熱失去了生成的根源，由此清熱的效果就達到了。再加上烏骨雞和黃芪補益氣血的作用，就讓這道湯有補有清，在清利濕熱的同時，又使脾胃獲得補益，進而發揮健身強體的增肥效果。

在此我們再為大家推薦一道由烏骨雞熬煮的滋補養生湯。

木耳金針烏骨雞湯

◆ **原料**

烏骨雞1隻，黑木耳30克，金針菇200克，調味料適量。

◆ **製作方法**

1 將烏骨雞如常法去毛，去內臟，洗淨斬塊；黑木耳、金針菇用清水浸軟洗淨；

2 將烏骨雞放入鍋中，加水適量，小火燉煮約2.5小時後，加入黑木耳和金針菇，繼續熬煮約半小時後，加入調味料調味即可。

◆ **營養功效**

滋補強陰，涼血活血；適用於陰虛、氣血不足者。

胃火大的瘦人大多陰虛，因此食用上述這道靚湯效果非常好。相信服用一段時間，會讓身體健壯起來。當然還要注意在服用滋補湯的同時不要食用辛辣刺激性的飲食，否則會讓火氣更大，讓滋補發揮反向作用。

—祛火增肥小妙招：喝高蛋白粉可快速增肥—

同等重量的食物，脂肪所產生的熱量最高，但是高蛋白質的食物產生的熱量也很高，雞蛋、牛奶、家禽等在日常飲食中應占一半以上。如果想要快速增肥，也可以直接借助高蛋白奶粉，它比一般鮮奶蛋白質攝取量高，吸收利用率也較好。

第3章

瘦人多陰虛火旺，滋陰養陰讓瘦人不乾扁

中醫養生治病非常講究陰陽平衡，火為陽，水為陰，體內火太大，就會耗傷水液，由此導致水液不足，水不足，陰就虛了。所以，火大的朋友們大多有陰虛的困擾。陰虛就需要滋陰補陰，鴨肉、玉竹、沙參、麥冬、天冬等都是不錯的滋陰藥用食物，「叩齒吞津」「靜養功」等也都是滋陰補陰的妙法，不妨試著用此法來為自己增肥。

瘦人們大多在飽受陰虛之苦

現代人都以瘦為美，尤其是女性朋友，天天嚷著要減肥，對那些怎麼吃都吃不胖的人可謂是無比的羨慕嫉妒。然而，瘦人們也有一肚子的苦水─他們想胖可是怎麼都胖不起來，還經常有上火症狀出現，比如口乾、便秘等。其實，對於瘦人來說，體質大多屬於陰虛火旺型。

中醫養生治病非常講究陰陽平衡，火為陽，水為陰，體內火太大，就會耗傷水液，由此導致水液不足，水

液等充斥著體內的陰津，水不足，陰就虛了。

在上篇中，我們提到肥胖的人時說到濕邪太重身體會胖，濕邪就是水太多了，火無力將它燒開，多餘的積聚在體內，人就懶得動，所以存在陽虛情況，身體還容易胖。而瘦人們大多飽受陰虛之苦。

陰虛火旺的瘦人們大多有如下臨床表現。

心陰虛：表現為口乾咽燥，心煩易怒，失眠，口舌糜爛等。

肝陰虛：表現為頭痛，眩暈，眼睛紅赤，耳鳴，口苦等。

肺陰虛：表現為乾咳少痰，低熱盜汗，兩頰潮紅，手足心熱，音啞，痰中帶血等。

腎陰虛：表現為頭暈目眩，腰酸腿軟，五心煩熱，遺精早洩，失眠多夢等。

陰虛火旺就要及時加以調理，透過滋陰補陰達到清火的目的，以使陰陽平衡，使身體恢復健康狀態，而健康是讓身體強壯肥碩的基礎。那麼該如何調理呢？合理飲食是其重要的途徑之一，下面就為大家推薦兩道具有滋陰補陰作用的食療方，以健壯身體、增加體重。

桑葚蜜膏

◆原料

桑葚500克，蜂蜜500克。

◆製作方法

1. 將桑葚洗淨，鍋中放適量水，放入桑葚，攪碎，文火熬煮呈膏狀能提拉成一條線即關火；
2. 待桑葚膏涼至60度時放入蜂蜜，繼續攪拌均勻，涼後盛起裝瓶，每次取10～15克，用水沖飲，每日2～3次。

◆營養功效

滋陰補血，補腎益智；尤其適用於腎陰血虧虛所致的鬚髮早白、頭目暈眩、記憶力減退等症。

桑葚作為一種補益水果，味甘，性寒，歸心、肝、腎經，具有滋陰補血、潤腸、生津等功效。《隨息居飲食譜》中說桑葚「滋肝腎，充血液，祛風濕，健步履，息虛風，清虛火」，表明桑葚在滋補肝腎、充養血液、健壯身體、清除虛火方面的功效很好。

靈芝鵝肉粥

◆原料

靈芝25克，鵝肉250克，粳米50克。

◆製作方法

1 將鵝肉清洗乾淨，切塊，入沸水中焯一下，去血污，靈芝洗淨，粳米淘洗乾淨；

2 將鵝肉與靈芝一同放入鍋中，多加些水燉煮（由於鵝肉的成熟時間較長，所以水要一次加足），大火開鍋後，轉小火燉半小時後加入粳米，再大火煮沸，轉小火煮至粥熟、肉爛即可食用。

◆營養功效

補虛，滋陰，補腎，益五臟；適用於腎虛火旺、腰膝酸軟、陽事不舉等症。

鵝肉滋陰效果非常不錯，而且中醫認為，鵝肉味甘，性平，歸脾、肺、腎經，具有益氣補虛、滋陰、補腎、解毒等作用，非常適合身體虛弱、陰氣不足、氣血不足、營養不良的人食用。

靈芝味甘，性平，歸腎、肝、心、肺經，具有益精保神、堅筋潤顏、補腎充耳等功效，也是中醫養生常用的保健之品，與鵝肉一同燉湯服用非常適合火大的瘦人們。

除此之外，陰虛火旺的瘦人們還需要注意合理安排作息時間，規律飲食，儘量避免熬夜等不良生活習慣，以免體內陰津消耗過大。

祛火增肥小妙招：俯臥撐增肥

常做俯臥撐運動可以增肥。俯臥撐對鍛煉胸部、手臂和腰部肌肉都很有效，每天做30～50個俯臥撐可以讓身體更為健壯。動作要領：俯身向前，雙手撐地，兩手間距與肩同寬，保持背部挺直及臀部收緊；雙手慢慢用力撐起，腰背繼續保持挺直，然後雙臂彎曲，再慢慢將身體回至原位。

血虛有火，食療補血是滋陰增肥的關鍵

火大的瘦人們陰虛，大多也存在著血虛的問題。作為體內陰津的一部分，血液的虧虛也會導致身體陰虛。有句話叫「血實氣虛則肥，氣實血虛則瘦」，對於身體來說，即便氣足，但是只要血液虧虛，就難以胖起來。而且中醫典籍中有「瘦人血少血熱」的說法，表明消瘦的人存在血虛的問題。

其實瘦人為什麼存在血虛的問題，只要一說就很好理解。瘦人火大，火是多餘的氣，體內氣太多、太足，大大超出了正常範圍，就會耗損體內的血液，從而導致血虛、血熱。

有人說血虛是消瘦的真正原因，而消瘦則是判斷一個人血虛最明顯的指徵，這一點是沒有錯的。瘦人血虛

火旺，會出現臉色蒼白、乏力、頭暈、心慌等症狀。《古今醫統大全》中說「瘦人眩暈，血虛有火」。所以在增肥祛火時，應以滋陰清熱為主，用藥多偏寒涼。不過單從飲食上來說，可以多吃動物肝臟、動物血液、菠菜、桑葚、大棗、紫米、黑米等食物。下面就為大家推薦幾道具有補血養血作用的食療方。

枸杞蒸母雞

◆ **原料**

枸杞子20克，母雞1隻，蔥段、薑片、清湯、鹽、料酒、胡椒粉、味精各適量。

◆ **製作方法**

1 將母雞處理乾淨，枸杞子洗淨；

2 將枸杞子裝入母雞腹中，再裝入蔥段、生薑、鹽、料酒、胡椒粉，接著灌入清湯，上鍋隔水蒸2小時取出飲湯食肉即可。

◆ **營養功效**

滋補肝腎，補血養血；適用於肝腎不足所致的頭暈目眩、多夢、健忘、腰膝酸軟、遺精等症。

用老母雞煲湯是民間一直以來都很崇尚的滋補方法，不管是孕產婦，還是老弱病殘者，抑或是小兒，都能透過飲食雞湯保養身體，這其中的根本原因就是老母雞具有補益氣血的作用。而枸杞子滋補肝腎之陰的功效在中醫養生界人所共知，且具有一定的補血作用，用它來燉雞湯，會讓補血養血的作用更強。

阿膠補血膏

◆原料

阿膠250克，黑芝麻500克，核桃仁500克，紅棗250克，蜂蜜250克，黃酒1000毫升。

◆製作方法

1. 將阿膠敲成小塊，搗成粉狀，或者用食品粉碎機直接打成粉狀，黑芝麻炒香、爆皮，核桃仁略炒（時間不宜太長，會出油），都打成粉狀，紅棗洗淨去核，絞碎；
2. 將所有的粉碎物混在一起，加入蜂蜜，再倒入黃酒，攪拌均勻，上鍋蒸，大火蒸沸再蒸10分鐘後，改為小火繼續蒸1.5小時左右，待完全蒸透後出鍋，裝入帶蓋的容器中，晾涼後放入冰箱冷藏。服用時每次取20克，早晚各服1次。

◆**營養功效**

滋陰補血，補中益氣，健脾潤肺；適用於久病體弱、血虧目昏、虛癆咳嗽等症。

這一方劑在諸多中醫典籍中都有記載，而且也收錄於藥典中，由此可以看出其滋陰補血功效之強。這是一劑補血基本方，可以隨症加減，糖尿病患者可去掉蜂蜜；便秘者可多加一些蜂蜜；氣虛四肢不溫者，可以加入150克桂圓；失眠多夢者可加入100克酸棗仁。當然，不管添加什麼原料，都需要粉碎後與其他原料混勻蒸透。

當歸補血湯

◆**原料**

黃芪30克，當歸5克。

◆**製作方法**

將黃芪和當歸倒入砂鍋中，加水200毫升左右，煎至100毫升左右時，去藥渣，空腹飲藥汁即可。

◆營養功效

補氣生血；適用於血虛陽浮發熱證，症見面熱紅赤，煩渴欲飲，婦人經氣、產後血虛引起的發熱頭痛，或者氣虛血虧引起的面色萎黃、神疲體倦等症。

中醫有「氣血互生」的說法，補血養血的同時要養氣，因為「氣為血之帥」，只有在氣的推動、引領下，血液才能正常地運行於脈中，不斷且及時地濡養身體。而這道補血湯正發揮了這一作用，在補血的同時不忘補氣，當歸滋陰補血固裡，黃芪補益脾肺之氣固肌表，以無形之氣生有形之血，讓血液生化有源，最終氣旺血生，發揮滋養身體的作用。瘦人火大，因此飲食上忌辛熱溫燥之品，否則會更傷陰血，又助陽化火。而且辛辣的食物也要禁忌，這類食物一樣會耗損陰血，助熱化火。

—祛火增肥小妙招：刮痧祛火—

上火後，眼睛多會發紅、發澀或者分泌物增多，多是因為肝火旺。有些肝火旺的人會出現口乾、脾氣暴躁、失眠等症，女性還有乳房脹痛等症。去肝火可以採用刮痧的方法，在雙側腋下至腰部塗上潤滑油或者食用油，用刮痧板從上往下刮200～300次，最好能出痧。

鴨肉養陰，瘦而有火者常吃身體壯

名揚天下的北京烤鴨深受大家的喜愛，其實，鴨肉不僅味美，而且還擁有很強的滋補養生功效，體內有火消瘦的人平時多吃些鴨肉可以慢慢使身體健碩起來。

中醫認為，鴨肉味甘，性寒，歸肺、腎經，具有大補虛勞、清肺解熱、滋陰補血、清熱涼血、定驚解毒、消水腫等功效，主治水腫脹滿、陰虛失眠等症。

《本草匯》中說鴨肉「滋陰除蒸」，《隨息居飲食譜》稱它能「滋五臟之陰，清虛勞之熱，養胃生津」，由此可見，中醫將鴨肉列為滋補的妙藥上品，而民間也認為鴨肉是理想的清補之物，甚至將老鴨湯稱為「補虛勞的聖藥」，火大陰虛且身體瘦弱的人特別適合吃鴨肉。

雖然烤鴨美味絕倫，但是對於老百姓養生來說，更習慣燉老鴨湯，下面我們就一起來看看這種滋補靚湯的做法。

老鴨湯

◆**原料**

老鴨1隻，青蘿蔔500克，薑、鹽各適量。

◆製作方法

1. 將青蘿蔔去皮，洗淨，切厚塊，老鴨去除內臟洗淨，放入沸水鍋中焯水，薑切片；
2. 湯煲內加水適量，加入青蘿蔔塊、薑片和老鴨，先大火煲沸後，再調至小火慢煲3小時，最後加鹽調味即可。

◆營養功效

滋陰補虛，健胃消食，利尿消腫；適用於陰虛內熱者食用。

用薑和蘿蔔燉老鴨，是老百姓的習慣吃法，但其實包含了一定的養生之道。蘿蔔在我國民間素有「小人參」的美稱，不少諺語都與蘿蔔有關，比如「蘿蔔上市、醫生沒事」、「蘿蔔進城 ，醫生關門」等。元代詩人為了讚美蘿蔔更是寫下了「熟食甘似芋，生吃脆如梨」的佳句。而李時珍也對蘿蔔極力推崇，在《本草綱目》記載蘿蔔能「大下氣、消穀和中、去邪熱氣」，表明吃蘿蔔可以清熱祛邪，且蘿蔔還有生津止渴的作用。

老鴨和蘿蔔都屬於寒涼之品，因此在湯中用到了薑，薑性溫熱，中和了兩者的寒涼屬性，使這道湯品，既具有滋陰的功效，同時又發揮溫和的補益作用。

另外，很多人燉出來的湯有濃重的土腥味，口感不佳。其實，只要在烹製時稍加注意，就可以避免這種現象。方法就是將處理好的老鴨直接放到冷水鍋中，注意一次就將水加足，燉煮的過程中不再添加水，然後放入老薑和蘿蔔等。燉的時間要儘量長一些，最少也要在3小時以上，這樣燉出來的鴨湯就沒有土腥味了。

玉米燉老鴨

◆ **原料**

玉米3個（約750克），冬菇20克，陳皮5克，老鴨1隻，生薑、鹽各適量。

◆ **製作方法**

1. 玉米去衣、去鬚、洗淨，切成塊狀；冬菇浸泡、去蒂，洗淨；陳皮浸泡洗淨；老鴨去髒雜、尾部，切塊；生薑切片；
2. 將老鴨與生薑、冬菇及玉米一起放進燉盅內，加入清水適量，加蓋燉3小時左右，加入適量食鹽調味即可。

◆ **營養功效**

滋陰清熱，潤燥益氣，滋補養身。

燉鴨湯，和燉雞湯一樣，要用老鴨，這不僅是因為老鴨燉出來的湯比嫩鴨味道更香濃，且滋陰清熱的效果更好，廣東民間有一句俗語，叫「嫩鴨濕毒，老鴨滋陰」，且不說吃嫩鴨是不是真的會產生濕毒，單純說老鴨的話，確實是擁有滋陰的效果。

祛火增肥小妙招：祛肺火

「肺開竅於鼻」，與咽喉、氣管相連，當出現鼻腔燥熱、生瘡、流濃鼻涕、流鼻血以及咽喉腫痛、胸悶、燥咳、咳濃痰等症都代表肺內有火。去肺火可以煮蘿蔔水或梨子水、荸薺水飲用。也可以採用刮痧的辦法，在頸椎向下至肩胛處刮50～100下。肺經主要循行於手臂，可以從肘關節的外側一直到大魚際處，兩側各刮50～100下。

甲魚燉湯服用，瘦弱有火者最適宜

甲魚有大補的作用，很多人都知道，但是如果說它到底補什麼，可能就沒有多少人真正瞭解了，其實瘦弱陰虛有火的人用甲魚燉湯服用最好不過。

中醫認為，甲魚味甘，性平，歸肝經，具有滋陰涼血、補益調中、補腎健骨、散結的功效，體質虛弱、營養不良、肝腎陰虛、高血脂、動脈硬化、肝脾腫大、糖尿病、腎炎水腫、肺結核、乾燥綜合征等患者都非常適合吃甲魚滋補。對於甲魚的滋補功效，不少中醫典籍中都有記載，比如《隨息居飲食譜》中就說甲魚可以「滋肝腎之陰，清虛勞之熱」，《日用本草》也說甲魚可以「大補陰之不足」。不管是說甲魚「滋肝腎之陰，清虛勞之熱」，還是「大補陰」，都明確指出甲魚滋陰補陰的功效。

現代醫學研究表明，甲魚中含有大量的蛋白質和維生素A，吃甲魚可以明顯提升血漿蛋白的濃度和機體免疫力，而這點如果從中醫角度來講的話，甲魚具有很強的補血和培補正氣的作用，正氣旺盛了，機體的免疫力就能提高。下面就為大家推薦兩道由甲魚製成的滋陰補身湯。

貝母甲魚湯

◆原料

川貝母5克，甲魚1條，清湯、蔥、薑、花椒、料酒、鹽各適量。

◆製作方法

將甲魚去頭和內臟，洗淨切塊，放入一蒸盆中，加入川貝母、鹽、料酒、花椒、蔥、薑和清湯，上籠蒸1小時左右，即可趁熱食用。

◆營養功效

滋陰清熱，潤肺止咳，退熱除蒸；適用於陰虛咳喘、低熱、盜汗等症。

貝母是多年生的草本植物，鱗莖入藥，具有潤肺的功效，對外感咳嗽、上氣痰盛、煩熱吐血、喉嚨腫痛等症具有較好的治療作用。臨床上常與沙參、麥冬、天冬、桑葉、菊花等配伍，治療熱痰、燥痰、肺虛勞嗽、痰少咽燥及肺癆、肺癰、心胸鬱結等。在此與甲魚一同煲湯，更增強了這道湯的滋陰清熱功效。

甲魚二子湯

◆原料

甲魚1條，枸杞子30克，女貞子20克，食鹽、味精各適量。

◆製作方法

1. 將甲魚剖除內臟，剁去頭，清洗乾淨，切成小塊；
2. 將女貞子、枸杞子洗淨後，與甲魚一同放入砂鍋中，加水適量，先用大火燒開後，轉小火繼續燉，待肉熟後，加入食鹽、味精調味即可。佐餐食用，飲湯食肉、枸杞子，每日1～2次，每次150～200毫升。

◆營養功效

滋補肝腎，烏髮明目；適用於肝腎陰虛所致的過早衰老、腰膝酸軟、鬚髮早白、頭暈眼花、兩目乾澀、視力下降、少精、陽痿、早洩等症。

甲魚背殼在中醫上稱為鱉甲，也是一味中藥，具有滋陰潛陽、軟堅散結的功效，臨床用於治療熱病傷陰、虛風內動等症。

甲魚雖好，但吃的時候也有禁忌。甲魚性涼，所以脾胃虛寒者以及腹滿厭食、大便溏泄者不宜食；甲魚含有高蛋白，因此患有高脂蛋白症以及水腫的人不能吃，兒童和孕婦也不宜吃甲魚。就算是可以吃甲魚的人，一次不能吃太多，連續吃的時間也不能超過半個月，過食難免會補養太過，從而影響到脾胃的消化功能，反而影響進補的效果。

—祛火增肥小妙招：「內笑」平衡陰陽—

「內笑」是利用微笑來練功的一種方法，是緩解壓力、調和陰陽的方法之一。內笑可以幫你釋放體內鬱積的有害能量，並以積極的笑取而代之。方法：首先使眼神充滿笑意，然後將笑意送到內心，並將它引向五臟六腑，最後遍佈全身，使全身充滿快樂、愛的能量。這種靜心和自我調攝的方式對健康非常重要。透過一段時間的內笑練習，可以將你內心的陰霾一掃而光，心情大好，陰陽和調。

酸棗仁——「助陰氣」除煩，「令人肥健」

瘦弱陰虛有火者，常有心煩失眠等症狀發生，在這種狀態下，吃不下睡不著，想要胖起來更是難上加難。如果出現這種情況，不妨試試酸棗仁，服用一段時間，或許能呈現出一個不一樣的你呢！

中醫認為，酸棗仁味甘、酸，性平，歸心、脾、肝、膽經，有補血養肝、益心安神、滋陰止痛、斂汗等作用，肝火亢盛、肝血不足引起的頭痛、目赤腫痛、失眠健忘、夜不能寐等都可以用酸棗仁來治療。

酸棗仁作為藥物，最早被收錄於《神農本草經》中，並被列為上品，「補中益肝，堅筋骨，助陰氣，皆酸棗仁之功也」，就是說酸棗仁可以補益脾胃，益肝血，強筋骨，滋陰血。由此可以看出酸棗仁滋陰的功效。而且在《別錄》記載酸棗仁「主煩心不得眠……堅筋骨，助陰氣，令人肥健」，《本草匯言》中也記載酸棗仁可以「斂氣安神，榮筋養髓，和胃運脾」，筋髓得養，脾胃功能正常運轉，身體想不健碩起來都難。

酸棗仁粥

◆原料

酸棗仁10克，粳米100克，白糖適量。

◆ **製作方法**

1. 將酸棗仁洗淨，放入鍋中，加清水適量，浸泡5～10分鐘，水煎取汁；
2. 粳米淘洗乾淨，與酸棗仁汁一同煮粥，待粥將熟時，加白糖，繼續煮1～2沸即成。

◆ **營養功效**

養心安神，生津斂汗；適用於心肝血虛所致的失眠、驚悸、怔忡及體虛自汗、盜汗、津傷口渴等症。

用酸棗仁煮粥服用，對心神不安、心悸失眠、虛煩不眠等效果非常好。也可以將酸棗仁洗淨研為細末，每次煮粥時，取3～5克藥末放入粥中一同服食，每日服用1劑即可。

在中醫典籍《金匱要略》中有一道「酸棗仁湯」，它的藥物組成非常簡單，但是藥用效果卻非凡。而且原文中說「虛勞虛煩不得眠，酸棗仁湯主之」。看整個藥方的組成，就可以知道是專門為肝血不足、虛熱內擾、血不養心者配製的。下面我們就一起看看這道湯是怎麼製成的。

酸棗仁湯

◆原料

酸棗仁18克，知母6克，茯苓6克，川芎3克，炙甘草3克。

◆製作方法

諸藥放入藥鍋中，加水適量煎湯服用即可。

◆營養功效

清肝熱，益肝血，寧心安神，除煩助眠。

茯苓寧心安神，川芎調血養肝，知母清熱除煩，甘草瀉火緩急，諸藥與養血安神的酸棗仁合在一起，就成了充盈肝血、平抑煩熱、安定心神、助益睡眠的良方。

酸棗仁的養生功效雖然很顯著，但是瘦弱有火的朋友還是應該在醫生的指導下正確運用，尤其是由它製成的「酸棗仁湯」更應該在專業醫生的指導下服用。

—祛火增肥小妙招：伸懶腰滋陰—

中醫認為，「氣為陽，血為陰」，活動量少，氣血循行慢，沒有足夠的血液滋養，身體就會出現陰虛症狀。每天晨起時伸伸懶腰，舒展四肢，促使氣血周流加速，如果再配合深呼吸，則可以吐故納新，行氣活血，通暢經絡關節，振奮精神。氣血調和，陰陽自然也就平衡，由此就不容易出現上火等症狀了。

玉竹、沙參配伍，滋陰降火人更豐美

在滋陰祛火、幫助瘦弱的人強壯身體的過程中，我們還要提到兩種中草藥—沙參和玉竹，之所以要提到它們，是因為其能夠發揮強效的滋陰補陰作用。

中醫認為，沙參味甘，性微寒，歸脾、肺經，具有清肺養陰、益胃生津、清熱涼血等功效，對於血枯陰虧以及氣陰兩虛引起的津枯液燥者，有著較好的療效。瘦弱上火的朋友因為整個身體環境較為「乾燥」，容易導致肺燥陰虛，出現乾咳痰少、咽乾鼻燥等症，這時候可以用沙參與麥冬、玉竹、貝母、杏仁等配伍，以發揮潤肺止咳的效果。

玉竹味甘，性平，歸肺、胃經，具有滋陰潤肺、生津養胃、除煩止咳等功效，臨床常用於熱病傷陰、肺胃燥熱引起的咳嗽少痰、心煩口渴、虛勞發熱等症的治療。《神農本草經》記載玉竹有「好顏色，潤澤，輕身不老」的作用，而這幾點作用都與滋陰潤燥不無關係。

將兩者放到一起來介紹，因為大多時候，兩者都是「攜手合作」的，可謂是形影不離的一對好朋友。下面就為大家推薦兩道由沙參、玉竹煲成的滋陰強身湯膳。

沙參玉竹豬肉煲

◆原料

沙參10克，玉竹10克，豬瘦肉300克，蜜棗5枚，蔥、薑、鹽各適量。

◆製作方法

1. 將沙參、玉竹洗淨；蔥、薑洗淨，蔥切段，薑切片；豬瘦肉切小塊，在開水鍋中焯水洗淨；
2. 將豬肉與沙參、玉竹、蜜棗、蔥段、薑片一同放入砂煲中，加水適量煲湯；煮2小時左右，煮至肉熟爛時，加鹽調味即可。

◆ **營養功效**

滋陰養陰，潤肺止咳；適用於肺胃熱邪者。

生活中很多人飲食「無辣不歡」，但是辛辣食物最容易損傷陰津，會使人出現煩熱口渴、口舌乾燥等陰虛症狀，同時還會加速人的衰老。

如果你實在禁不住辣味的誘惑，同時又擔心傷陰，那麼在吃過辛辣食物之後，可以用玉竹和沙參一起煮湯服用，還可以在湯中加入麥冬、甘草等，就能避免這種辛辣食物對身體的傷害。

前面我們提到了老鴨的滋陰補血作用，如果用沙參、玉竹一同煲老鴨湯，那滋陰的功效就更好了。

沙參玉竹老鴨煲

◆ **原料**

北沙參10克，玉竹10克，枸杞子10克，老鴨1隻，薑、鹽、味精各適量。

◆ **製作方法**

1 將老鴨肉剁成塊，在沸水鍋中焯過撈出洗淨，沙參、玉竹、枸杞子洗淨，薑切片；

2 砂煲中放水、鴨塊、沙參、玉竹及薑片，燒沸後，撇去浮沫，再放入枸杞子，小火煲2小時左右至鴨塊熟爛時，放入精鹽、味精調味即可。可以經常佐餐食用。

◆**營養功效**

養陰潤肺，止咳化痰；適合於陰虛體質的瘦弱者食用。

不管是沙參還是玉竹，都可以單用於藥膳中，只是兩者配伍滋陰的效果更強。沙參有南沙參和北沙參之分，一般的說法是，南沙參的清肺祛痰效果更好，而北沙參養陰的作用更強。沙參和玉竹的用量，及自身體質是不是適合用此藥，還是要在醫生的指導下應用為好。

—祛火增肥小妙招：刮痧清心火—

「心開竅於舌」，舌部潰瘍多數是因為心火旺，有的還會出現心煩、急躁、胸悶、心慌、睡眠不佳等症狀。可以在兩側手肘部中間的心包經部位塗上潤滑油，用力拍打出痧即可。再配合喝苦瓜水，清心火的功效更好。

「二冬」常入膳，陰強火弱人豐潤

前面說過了沙參和玉竹，在此我們還要繼續為大家介紹兩種滋陰降火作用非常明顯的中草藥—天冬和麥冬。

先說說麥冬，味甘、微苦，性微寒，歸肺、心、胃經，具有養陰潤肺、益胃生津、清心除煩的功效。麥冬的藥用作用最早記載於《神農本草經》，其中說它對人體有補益作用，是可以長期服用的上品。麥冬既有補的作用，又有瀉的作用，主要以補為主，而且補的作用主要體現在養陰、益氣、潤燥上，而且以養陰為主；瀉的作用主要是清熱瀉火，就是既清實熱又瀉虛火，而且以瀉虛火為主。不管是補還是瀉，都作用於肺、胃和心，也就是既善於清養肺胃之陰，還能清心經之熱，同時還有一定的潤腸通便的作用，屬於一味滋清兼備的補益良藥。

再說說天冬。其味甘、苦，性寒，歸肺、腎、胃、大腸經，具有滋陰、潤燥、清肺、降火等功效。對於天冬的藥用功效，在《本草綱目》中記載「潤燥滋陰，清金降火」，「金」是肺的屬性，故天冬具有潤燥滋陰、清肺降火的作用。

《本草衍義》更是直接說它能「治心肺虛熱」，說心肺陰虛內生的虛熱可以透過天冬祛除。因此，消瘦陰虛有火的朋友服用以上「二冬」最好不過了。在實際應用中，天冬和麥冬經常會同時用，特別是由「二冬」製成的湯，滋陰祛體內虛邪之火的作用非常好。下面就為大家推薦一道由二冬煲的烏骨雞湯。

二冬燉烏骨雞

◆原料

天冬、麥冬、桔梗、北沙參各20克，烏骨雞1隻，料酒、薑、蔥、鹽、香油各適量。

◆製作方法

1 將天冬、麥冬浸泡1夜，天冬切片，麥冬去內梗；桔梗潤透，切片；北沙參潤透，切段；烏骨雞去毛、內臟及爪；薑拍鬆，蔥切段；

2 將烏骨雞、天冬、麥冬、桔梗、北沙參、料酒、薑、蔥同放燉鍋內，加水適量，置大火上煮沸後，再用小火燉煮約2小時，加入鹽、香油少許調味即成。

◆營養功效

養陰，益氣，補肺。

在應用麥冬和天冬的時候，經常會配伍沙參、桔梗、玉竹等中藥，讓滋陰養陰的功效更為明顯。

二冬燉豬骨

◆原料

天冬5克，麥冬5克，熟地10克，生地25克，人參10克，豬脊骨200克，調味品適量。

◆製作方法

1. 將麥冬、天冬、熟地、生地、人參洗淨，麥冬、人參切薄片，豬脊骨洗淨切塊，沸水中焯去血水；
2. 把全部用料放入燉盅內，加開水適量，燉盅加蓋，文火隔水燉3小時，調味即可，飲湯吃人參。

◆營養功效

滋陰，頤養容顏；適用於調理氣血不足、容顏無華、腎陰虧虛、面有暗斑等。

雖然天冬和麥冬都具有良好的滋陰補陰效果，但是兩者的側重點也有不同，麥冬主要清心除煩，而天冬則可以養腎陰祛虛火；麥冬能夠滋養胃陰，天冬卻有礙胃的功能發揮，這是因為天冬相比麥冬來說更質潤多汁，清熱之力多過養陰，所以有礙胃。

當然，麥冬、天冬不宜長期應用，尤其是脾胃虛寒、經常腹痛腹瀉的患者要慎用這兩種滋陰藥物。

—祛火增肥小妙招：大蒜治上火牙痛—

上火常會出現牙痛的症狀，用大蒜可以治療這一症狀。大蒜中含有大蒜素，這種物質可以刺激神經，消除疼痛。牙痛時只要將蒜汁塗擦痛處就能緩解疼痛。有齲齒的人牙痛時，可以將牙洞裡的東西剔出來，接著塞進一些蒜泥，就能夠止痛防腐。或者將大蒜去皮後隔在火爐上煨熟，趁熱切開搗爛，敷在牙痛的地方，蒜涼之後再更換。這樣連續換幾次後，就能達到止痛的目的。

「叩齒吞津」，充沛陰津澆滅瘦人的虛火

在古代沒有現代這麼先進的醫療設備，所以很多病症是沒有辦法治療的，可是中醫的神奇之處就在於，即便沒有任何儀器的「透視」，還是能夠瞭解身體到底存在哪些問題，同時也「研發」出了許許多多的養生保健方法，並且流經千年，流傳至今依然被人們崇尚，就比如滋陰補陰效果非常顯著的「叩齒吞津」法。

我們先來說說「叩齒吞津」的「津」，這裡的「津」指的就是唾液。有道是「日咽唾液三百口，一生活到一百九」，唾液在調理陰陽、滋養臟腑方面一點兒不遜色。

「氣是續命芝，津是延年藥」，唾液是人體重要的陰津。早在《黃帝內經》裡就有記載，說「脾為涎，腎為唾」「腎為先天之本，脾為後天之本」，唾液是由脾和腎產生出來的，若全部吞下，經胃腸道吸收後，再次入血，則可滋養脾腎。

「吞津」就是吞咽口水，中醫非常重視咽口水的養生作用，並將口水稱為「津液」「甘露」「金津玉液」「玉泉」「天河水」等，還將咽口水的養生方法稱為「赤龍攪天池」，李時珍更是將咽口水的方法叫「清水灌靈根」。明代的名醫龔居中解釋說：「津即咽下，在心化血，在肝明目，在脾養神，在肺助氣，在腎生精，自然百骸調暢，諸病不生。」這也表明了咽口水的養生功效。

再來說說「叩齒」，叩齒就是對牙齒進行叩擊，以促進唾液的分泌。叩齒的方法很簡單，只要早上起床後，坐於床上，用上下兩排牙齒相互撞擊就行了，每次撞擊300下左右即可。待口水慢慢變多時，分三次緩緩咽下就可以了。

除了叩齒以外，還可以用「赤龍絞海」的方法，就是轉動舌頭達到產生唾液的方法：首先保持心氣平和、寧靜，然後將舌尖輕輕抵住上齶，用舌尖在上齶處正轉36次，接著反轉36次，再用舌尖舔上齶，左右各擺動36次。待口中的口水增多時，便慢慢地分三次咽下。接著用舌尖在上下牙齦上從左至右、從上至下地轉圈，正反各36圈。待口水增多時，分三次慢慢咽下。

還可以在吃飯時增加咀嚼的次數，這樣可以增加唾液的咽下量。曾經有一位150歲的長壽者，在講述自己的長壽秘訣時說，他的每一口飯或菜，都是細嚼慢嚥的，至少嚼30次；喝水或飲料時則不著急咽下，要在口中保留一會兒再咽下去。所以，我們在吃飯時，也要注意細嚼慢嚥，喝水時也不要急吞猛咽。

祛火增肥小妙招：摩鼻滋養肺陰

肺火大，鼻子會不舒服，經常按摩鼻子不僅可以滋養肺陰，還可以改善鼻不適的症狀。方法：將兩手拇指摩擦生熱後，用外側沿鼻樑、鼻翼兩側上下按摩60次左右，然後按摩鼻翼兩側的迎香穴（位於鼻唇溝與鼻翼交界處）30次。每天1～2遍。然後再取巨髎（瞳孔直線與鼻翼橫線的交點處）、四白（眼眶下正中凹陷處）、通氣（鼻部，眼內眥鼻側0.1寸，直下1.5寸）、迎香（鼻翼外緣，當鼻唇溝中）、禾髎（鼻孔直下）、印堂（兩眉中點處），每天不定時按摩此六穴，每穴各按摩3～5分鐘，可以防燥，還可以防治鼻竇炎，增強嗅覺功能，減少鼻子的乾燥不適感。

每天練練「靜養功」最能滋陰長肉

中醫有「動養陽，靜養陰」的理論說法，說的就是動可以振奮陽氣，而安靜下來，則可以養陰氣。對於瘦弱的陰虛有火者經常練習一些「靜養功」，就可以讓氣血和諧、陰陽平衡，讓身體逐漸壯碩起來。下面就為大家推薦幾種靜功的練習法。

1．**靜坐**　靜坐的主要特點就是靜，不管是坐、立、臥，都以靜為核心。

準備：準備一個柔軟、平穩的坐墊，選擇一塊堅硬平地，地板也可以，沙發不行；靜坐的環境光線要柔和，不能太亮，也不能太暗。

要點：首先盤腳（初學靜坐的人，雙腳盤不起來，可以將腿拉開，左右的幅度放寬，腿就盤起來了），讓身體平正；挺直背脊（脊柱保持生理自然曲度，放鬆肩膀）；左手在下，右手在上，放在肚臍下面，即下丹田的位置；頭保持正立；舌抵上顎；眼睛半開半閉。

注意事項：注意腳、背、肩，手、頭、舌、眼這幾個重點部位的姿勢，臉部肌肉要放鬆，面帶微笑；靜坐時要排除一切雜念。不做任何動作，僅僅感受你和呼吸的存在。每次做10～30分鐘即可。每次結束靜坐前，應將兩掌擦熱，輕輕搓臉若干次，再用兩手手指自前向後梳頭若干次，然後雙手疊放，掌心向裡，手背朝外，置於臍下三寸處3～5分鐘，最後慢慢睜開眼，離座，活動手腳。

靜坐不是久坐，久坐會生病，因此不要長時間靜坐，要定時靜坐，每天固定一個時間，比如入睡前這段時間，便可以作為靜坐的時間，並且每天都堅持在同一時間靜坐。

2．睡前5分鐘「腹式呼吸」 睡前太過興奮，或者活動量太大，就會影響睡眠。睡前短短5分鐘的「腹式呼吸」可以幫助快速入眠。

預備姿勢：採用坐勢、臥勢或立勢均可，甚至可以在散步時做。

練習：全身自然放鬆，兩眼微閉（不要全閉上，要留下一絲縫隙），舌頂上齶，目視鼻尖，讓意念下沉到丹田（在腹部肚臍下方1.5寸的地方）；開始做深長而緩慢的呼吸。

要點：呼吸需要深、慢、柔和；在做深呼吸的同時，可以想像一些美好的事情，也可以讓大腦一片空白，意念定於丹田即可；每次吸氣一定要確保氣能下至丹田。

每晚睡前做5～10分鐘，不能低於5分鐘。

3・睡「子午覺」 每天的子時和午時好好睡上一覺，也是一種「靜功」。子時是一天當中陰氣最重的時候，此時進入深睡眠最能養陰。想要此時進入深睡眠，最佳的方法就是在晚上9～11點上床睡覺。

午時陽氣最旺，陰氣最虛弱。中醫有「陰氣盡則寐」的理論，因此，在陰氣最為衰弱的時候睡上一小覺同樣可以發揮養陰的功效。

不過午時不同於子時的深睡眠，只要一個「小憩」即可，半小時或十幾分鐘都可以，時間太長的話會影響陽氣的振奮，從而影響工作、學習，同時又會擾亂身體的陰陽平衡，讓夜晚的睡眠受到影響。

以上的幾種「靜功」都非常簡單，而且都屬於零成本的靜養小功法，大家每天堅持練習，肯定會收到意想不到的效果。

—祛火增肥小妙招：端坐捶背—

端坐捶背可以通暢胸氣、滋陰養陰、健肺潤肺。

方法：端坐在椅子上，將腰背自然挺直，兩手握成空拳，向後反捶脊背中央兩側。捶背的同時要屏住呼吸，上下齒相互叩碰以生津液，當口中的津液增多時，緩緩吞咽數次。每次捶背從下向上，再從上向下，反復多次。也可以用按摩捶代替雙拳敲脊背。

第4章

四季吃得好，五臟無火不消瘦

一年四季，每個季節有每個季節的特點，從陰陽的角度來說，春夏陽氣逐漸旺盛起來，天氣慢慢變熱；秋冬陰氣逐漸沉降下來，天氣逐漸變冷。對於易上火的消瘦者來說，養生就要瞭解四季的特點，然後再針對性地做一些預防上火、清降火邪的措施。那麼到底該怎麼做呢？大家不妨從本章中尋找答案。

粗糧四季吃，祛火又強身

一年四季，每個季節有每個季節的特點，從陰陽的角度來說，春夏陽氣逐漸旺盛起來，天氣慢慢變熱；秋冬陰氣逐漸沉降下來，天氣逐漸變冷。而對於易上火的人來說，就要瞭解四季的氣溫變化以及氣候特點，然後針對性地做一些預防上火、清降火邪的措施。不管一年四季氣溫怎麼變化，防治火邪、增強體質、強健身體，粗糧都能派上用場。

下面我們就來看看四季有哪些粗糧應適當多吃。

蕎麥。蕎麥是一種上佳的寒涼敗火的粗糧，其味甘，性涼，歸脾、胃、大腸經，有健脾除濕、消積化滯、開胃寬腸、益氣力等功效。它在祛火方面主要體現在祛胃火上。

《本草綱目》中記載蕎麥「最降氣寬腸，故能煉腸胃滓滯」，就是說蕎麥有降氣寬腸的作用，可以消腸胃內的積滯。民間向來都有蕎麥是「淨腸草」的說法。其實積食就是引起胃火旺的一大原因，清理了腸胃中的渣滓，消除了積食，無疑就是消除了胃火大的隱患。

現代營養學研究也發現，蕎麥的營養成分要高於大米和麵粉，是老弱婦幼皆宜的大眾化保健營養食品，具有抗菌消炎、止咳、平喘、祛痰等作用，因此有「消炎糧食」的美稱。

下面就為大家推薦一道蕎麥麵的做法。

蕎麥麵

◆原料

蕎麥麵200克，蔥末、海苔絲、蕎麥麵醬汁各適量。

◆**製作方法**

1 將蕎麥麵放入滾水中，川燙5～7分鐘後，用網勺撈起，並迅速放入冷水中用手搓洗，以去除麵條上的黏滑液，瀝乾水分後放在竹網上，再把海苔絲放在麵條上；

2 將醬汁放入小碗中，依個人喜好的口味，加入蔥末，調和均勻，然後直接將蕎麥麵蘸醬汁食用即可。

◆**營養功效**

寒涼敗火；適用於胃火熾盛者。

玉米。中醫認為，玉米味甘，性平，歸胃、腎經，具有調中開胃、益肺寧心、清濕熱、利肝膽、降壓降脂、延緩衰老等功效，小便不通、膀胱結石、肝炎、黃疸、高血壓、高血脂的患者都可以多吃些玉米調理身體。對於祛火來說，玉米可以清利濕熱，濕熱其實就是一種火的體現。同時，吃玉米可以安神定驚、助睡眠，這對陰虛火旺引起的失眠等症是有效的。不過玉米不能多吃，吃太多反倒會上火。

紅薯。紅薯味甘，性平，歸脾、腎經，具有補中和血、益氣生津、寬腸胃、通便秘等功效。單是寬腸胃、通便秘這點，就能夠看出紅薯祛火的作用。大便不通是體內有火的表現，同時長期便秘也會使身體上火，紅薯的通便作用就可以解決這一問題。吃紅薯還能健壯身體，紅薯中含有豐富的鉀元素，能夠讓人精力充沛。不過，紅薯的升糖指數偏高，因此糖尿病患者不宜多吃。

紅薯銀耳湯

◆ **原料**

紅薯1個，銀耳10克，枸杞子10克。

◆ **製作方法**

1 將紅薯洗淨去皮切塊，銀耳用水泡發至軟，洗淨掰成小塊，枸杞子洗淨；

2 將泡好的銀耳放入鍋中，加水適量煮至軟後，加入紅薯塊，再煮至紅薯變軟後，放入枸杞子，繼續煮5分鐘左右即可。

◆ **營養功效**

滋陰降火，補氣養血，寬腸通便。

如今大家對粗糧都很重視，易上火的人們只要一年四季多吃些粗糧就能清降火邪、寬腸通便，這對於強身健體來說，無疑有很大的助益。

—祛火增肥小妙招：按揉合穀穴祛火—

合穀穴即虎口，按揉此穴可以祛火。按揉時間不宜太長，也不宜用力過猛，以5～10分鐘感到微微酸脹為宜。

春季「天干」易上火，多吃應季蔬菜人水靈

進入春季，氣溫雖然慢慢變得暖和起來，但氣候也變得乾燥、多風，這樣的氣候非常容易讓人上火，所以，春季應多吃些應季的蔬菜防火降火。那麼都有哪些蔬菜非常適合春季降火食用呢？下面我們就來一起看一看。

蒲公英。蒲公英味甘、苦，性寒，歸肝、胃經，具有清熱解毒、消腫散結、利尿通淋的功效，濕熱黃疸、熱淋澀痛、疔瘡腫毒等症，都可以用蒲公英治療調理。蒲公英作為一種遍地常見的野菜非常受大家的歡迎，每到春季，蒲公英長出來的時候，不少人就到野地或者公園去採挖，不僅美味，更重要的就是下火、消炎，對於急性熱病，比如上呼吸道感染、急性肝炎、急性膽道感染等，治療效果就不錯。而且蒲公英清瀉胃火的作用比黃連還要好，就算長期食用，對胃也沒有太大的傷害。將它研末後服用，還可以治療胃及十二指腸潰瘍。

蒲公英粥

◆原料

蒲公英30克（乾品，鮮品加倍），粳米100克，白糖適量。

◆製作方法

1 先將蒲公英洗淨，放入鍋內，清水浸泡10分鐘，水煎取汁；

2 粳米淘洗乾淨，與蒲公英汁一同煮粥，粥熟後加白糖調味即可。每日1劑，可連服3～5天。

◆營養功效

清熱解毒，消腫散結；適用於急性乳腺炎、乳房腫痛、急性扁桃體炎、泌尿系感染、傳染性肝炎、膽囊炎、上呼吸道感染、急性結膜炎等。

在煮粥時，如果是新鮮的蒲公英，還可以直接與粳米一同煮粥，粥熟後可以根據自己的喜好加鹽或白糖調味即可。

薺菜。薺菜味甘，性涼，歸肝、脾、腎經，具有和脾、清熱、利水、消腫、平肝的功效。諺語「三月三，薺菜賽仙丹」，說的就是春天多吃薺菜比吃仙丹還好。薺菜的祛火功效沒有蒲公英那麼顯著，但是依然是大家春季可選的佳蔬。《本草綱目》中就記載薺菜可以「明目、益胃」，《新編中藥學綱要》稱薺菜可以「涼血止血，清熱利水，降血壓」。因此，大家春季時可以多吃些薺菜。薺菜煲湯、涼拌都可以，尤其是做餡最是美味，包餃子、包子都可以，煮粥也一樣是一道美味。

苜蓿。苜蓿味苦，性平，歸脾、腎、胃經，具有清脾胃、清濕熱、利尿消腫等功效，有些熱性病患者比如濕熱黃疸、尿黃、目赤等，都可以多吃苜蓿。苜蓿長成後就成了一種上佳的牧草，只有春季鮮嫩的苜蓿芽才是最佳的食材。所以想要用苜蓿清火或者防止上火的朋友，一定不要錯過春季採摘苜蓿芽的機會。

涼拌苜蓿芽

◆ **原料**

苜蓿芽300克，鹽、味精、花椒油、白糖、醋各適量。

◆ **製作方法**

將苜蓿芽洗淨，放入沸水中焯熟後撈出晾涼，加鹽、味精、花椒油、白糖、醋拌勻即可食用。

◆營養功效

清熱瀉火，利尿消腫。

其實苜蓿生吃就可以，所以用沸水焯的時候，只要一過即可，時間不宜長，否則會影響涼拌苜蓿芽的口感。

茵陳蒿。茵陳蒿味苦，性微寒，歸脾、胃、肝、膽經，具有清利濕熱、退黃疸的功效，濕熱黃疸患者食用效果非常顯著。老百姓多稱茵陳蒿為白蒿、蒿菜，春天的嫩苗可以作為蔬菜食用。李時珍就曾說：「今淮揚人二月二日猶采野茵陳苗和粉作菌陳餅食之。」也指出了我國民間用茵陳入膳的習慣，茵陳可以與米粉共同做成茵陳糕、茵陳團等。

俗話說：「三月茵陳四月蒿，五月茵陳當柴燒。」三月份茵陳的嫩苗剛好可以採回來食用，待到四月份就成蒿了，而到了五月份的茵陳只能當柴燒了。所以，喜歡茵陳的朋友一定要抓住三月份這一大好機會，等到成了蒿成了柴時就晚了。

需要注意的是，很多人會將野菜採挖回來焯過水後放冰箱儲存，但是久放的野菜營養成分會大大流失，且口感也不如剛採摘的時候。

因此大家還是將採摘回來的新鮮野菜儘早吃掉。而且對於污染較為嚴重地區的野菜儘量不要採挖，即便沒什麼污染的地區，在採挖野菜後也要徹底清洗乾淨再食用。儘量食用焯熟的野菜，少吃生野菜。

祛火增肥小妙招：早春吃草莓降火

早春容易上火，應季水果草莓就成了「降火第一果」，尤其對肝火旺盛的人來說，草莓既能養肝，又是祛肝火的高手。從中醫角度講，草莓性涼、偏酸甜，能養肝護肝，又因紅色入心，則可祛心火。此外草莓是典型的漿果，維生素C的含量豐富，有助於人體吸收鐵質，使細胞獲得滋養；其含有的天然抗炎成分可以減少自由基的產生，以保持腦細胞的活躍，在這個春困的季節，還能幫助提神醒腦。不過不能一次吃太多，尤其是脾胃虛寒、易腹瀉、胃酸過多的人更要控制食用草莓的量。

春天肝火旺，試試龍膽草藥膳降肝火

中醫認為，春季應肝，是說春季的特性與肝相似，所以乾燥多風的春季也是肝火容易亢盛的時候，因此，春季防火，重點要從疏泄肝火入手。疏泄肝火的方法有多種，這裡我們重點為大家推薦一下龍膽草。

龍膽草味苦，性寒，歸肺、肝經，具有清熱燥濕、瀉肝膽火的作用，臨床多用於濕熱黃疸、陰腫陰癢、帶下、濕疹瘙癢、肝火目赤、耳鳴耳聾、脅痛口苦、強中、驚風抽搐等症。它的主要功效就是清熱燥濕，且瀉肝膽實火的作用非常強。

春季肝氣疏泄不暢，會擾亂脾胃的消化吸收功能，而龍膽草可以促進胃的消化吸收能力，能夠促進胃液分泌，進而增進食欲。而且龍膽草還是治療胃潰瘍的良藥。可以將龍膽草製成藥膳食用，比如可以用龍膽草煮粥、泡茶等，下面就來看看龍膽草粥的做法。

龍膽草粥

◆原料

龍膽草10克，竹葉20克，黑米100克。

◆製作方法

1. 將龍膽草、竹葉洗淨後，放入鍋中，加水適量，浸泡約10分鐘後，水煎取汁；
2. 黑米淘洗乾淨，與龍膽草及竹葉汁一同煮為稀粥即可。

◆營養功效

瀉肝降火，清心除煩；適用於失眠兼暴躁易喜、目赤心苦、小便黃、大便秘結，屬於肝鬱化火者。

煮這道粥的時候，也可以不加竹葉，還可以將竹葉換成車前子、車前草等。

用龍膽草泡茶，可以單獨泡，也可以與菊花、決明子等一起泡，對於祛除春季肝火來說，龍膽草和菊花一起泡最合適不過了。

龍膽菊花茶

◆原料

澤瀉10克，菊花3～5朵，龍膽草3克，冰糖適量。

◆製作方法

將所有藥材沖洗乾淨，瀝乾，放進茶壺裡，倒入沸水後蓋上蓋子，悶10～15分鐘，取茶杯，放一塊冰糖，然後沖入泡好的湯汁，等冰糖溶化後就可以飲用了。

◆營養功效

利水，清熱，瀉肝火；適用於緩解自汗、盜汗的症狀。

除了清熱之外，龍膽草還是極品美容中藥材，具有舒緩、鎮靜、滋潤肌膚的作用，不管是內服還是外用，都是很珍貴的美容佳品。這一點與龍膽草的生長環境是有關的。龍膽草需要5～10年才能成熟，且它具有高耐受性，能夠抵抗各種惡劣環境，而提取出來的龍膽草萃取液能夠增強肌膚抵抗力，同時還具有美白和保濕的功效。

應用龍膽草防治上火時還需要注意，雖然龍膽草對胃腸有輕度的刺激作用，能促進食物的消化，但是如果大量服用的話則不利於消化，同時還可能會引起頭痛、頭暈、面紅、心率減慢等症。

龍膽草屬於大寒之物，瀉火力度非常強，容易傷到體內的陽氣，讓身體出現不良反應，所以用龍膽草一定要對症。比如在用龍膽草治療膽石症時，如果長期服用龍膽草，就會出現頭暈、乏力、神倦等症，這就是因為苦寒的龍膽草傷了正氣。

此外，春季疏泄肝火還需要注意的是，肝氣不暢會犯克脾胃，致使脾胃功能虛弱，不能正常發揮其功能，因此春季在疏泄肝火的同時，還需要多吃些健養脾胃的甘味食物，這樣更利於有火的人們強身健體。

—祛火增肥小妙招：「蕎麥粥」祛火—

因為飲食或者作息不規律會導致胃火旺盛，這種火可以說每個季節都有發生，而降胃火，可以多喝些清淡的蕎麥粥。因為蕎麥味苦，性甘，祛火效果非常好。而且蕎麥中的某些黃酮成分還具有抗菌消炎、止咳平喘、祛痰的效果，所以蕎麥還有「消炎糧食」的美稱。為了改善蕎麥的粗糙口感，還可以在煮蕎麥粥的時候加入一些黃瓜、冬瓜、肉絲等。

柏子仁——滋心陰，夏季常吃沒煩惱

與春季應肝一樣，夏季應心，一入夏，心火就容易旺盛，進而出現心煩氣躁、失眠多夢、口舌生瘡等上火症狀。這多是由於腎陰不足，不能及時澆滅心火所致。出現心火，除了平時多吃些苦瓜類的清心火的食物外，還需要避免肥膩厚味、燥烈之品，尤其是不能吃辣椒、蔥、蒜等。為了抵制心煩氣躁、失眠等症狀出現，我們要為大家推薦一下柏子仁。

中醫認為，柏子仁味甘，性平，歸心、腎、大腸經，有益氣血、養心安神、除濕痺、滋養心肝等功效。《藥品化義》中說柏子仁可以「香氣透心，體潤滋血」，也就是柏子仁可以養心養血。而在《本草綱目》中也記載柏子仁可「養心氣」，《神農本草經》也稱柏子仁有「安五臟、益氣」的功效，這些都表明了柏子仁養心的作用。

柏子仁對祛除體內的濕熱也有一定的作用，比如中醫典籍中就有柏子仁「除濕痺」的記載。由濕熱引起的冠心病等症，也可以用柏子仁治療。有桃仁、酸棗仁和柏子仁「三仁」一同熬煮的粥，是養心安神、去除煩躁常服用的藥膳粥，下面就來看看它的做法。

三仁粥

◆原料

桃仁、酸棗仁、柏子仁各10克，粳米60克，白糖15克。

◆製作方法

1 將桃仁、酸棗仁、柏子仁打碎，加水適量，置武火煮沸30～40分鐘，濾渣取汁；

2 將粳米淘淨入鍋，倒入藥汁，大火煮沸，再轉為文火熬煮成粥，每天早晚佐餐服用。

◆營養功效

活血化瘀，養心安神，潤腸通便；適用於瘀血內阻之胸部憋悶，時或絞痛，也就是西醫所說的冠心病的症狀，以及心失所養引起的心悸氣短、失眠等症。

方中桃仁是小喬木桃或山桃的種仁，性味苦、平，入心、肝、大腸經，有活血祛瘀、潤腸通便的功效。桃仁的祛瘀功效較強，在中醫藥學上，常用於瘀血阻滯所致的多種病證，比如血瘀經閉、痛經、癥瘕、跌打損傷引起的瘀血作痛、腸癰、肺癰等。《傷寒論》中著名的藥方「桃核承氣湯」的主藥就是桃仁，就是取桃仁活血化瘀的作用；《醫林改錯》中的血府逐瘀湯，主藥也是桃仁，同樣是用來活血化瘀的。這一作用也正好可以通絡冠心病瘀滯不暢的血液。

酸棗仁養心安神、助睡眠、滋陰強身的功效非常好，與桃仁、柏子仁煮粥，就加強了這道粥膳的養生功效。對於有火的人們來說，適量食用這道粥膳可利於身體健康。

柏子仁燉豬心

◆原料

柏子仁10～15克，豬心1個，鹽、蔥段、薑片、味精各適量。

◆製作方法

1. 將豬心用刀劃開，洗淨，柏子仁洗淨；
2. 將柏子仁、蔥段、薑片、鹽、味精放於豬心內，上鍋隔水燉熟食用即可。

◆營養功效

養心，安神，補血，潤腸；適用於心悸、怔忡、失眠、腸燥便秘等。

這一劑藥膳可於3天左右吃完，吃完後再燉第二次，一般吃2～3次即可見效。

柏子仁雖然有益，但是也有禁忌。首先因為柏子仁內油性物質含量較多，長期服用會讓肺部更加不適，痰等異物不易被除掉，故不宜長期服用；其次因為柏子仁性寒，吃多了會傷陽氣，故身體虛弱者不可多吃；再者柏子仁可通便，腹瀉者如果吃了柏子仁，會加重腹瀉症狀。因此，服用柏子仁前一定要先瞭解自己的身體。

—祛火增肥小妙招：不要胡亂祛火—

需要注意的是，很多人往往不加思考地胡亂祛火。一些廣為流傳的方法雖有可取之處，但並不適用於所有人，用得不對反而讓身體「火上澆油」或寒熱交加。比如猛吃苦味食物祛火。苦味食物可以清瀉心火，比如萵苣、苦瓜等，但是長期吃或者吃得太多，反而會損傷脾胃，出現噁心、嘔吐等不適症狀。

銀耳百合蓮子羹——秋季防治肺火最佳品

到了秋季，天氣開始變得清爽、乾燥，但是肺最怕燥邪的侵襲，一旦侵襲就會出現一系列肺火症狀，比如口、脣、舌、咽部的乾燥、不適等症。在此，我們就為大家推薦一道非常適合在秋季潤肺養肺用的「銀耳百合蓮子羹」。

銀耳百合蓮子羹

◆原料

蓮子40克，百合10克，銀耳10克，枸杞子20克，木瓜60克，冰糖適量。

◆製作方法

1. 將蓮子、百合、枸杞子洗淨，用溫水浸泡1小時，銀耳用溫水泡發1小時後洗淨，掰成小塊；
2. 砂鍋中加水適量，倒入蓮子、百合、銀耳、枸杞子，煮沸後轉小火煲1小時後，加入木瓜、冰糖，繼續煮至冰糖溶化後即可關火。

◆營養功效

養心安神，潤肺止咳。

百合銀耳蓮子羹是一道著名的保健湯羹，也是老少皆宜的食品。其中銀耳味甘，性平，歸肺、胃、腎經，具有生津潤肺、益氣活血、滋陰養胃、補腦強心的作用，適用於肺熱咳嗽、肺燥乾咳、胃腸燥熱、便秘等陰虛症狀。銀耳自古就被譽為「長生不老藥」「延年益壽品」「菌中之王」，還有「平民燕窩」的美稱，滋陰潤燥的作用非常明顯。因為銀耳味淡，具有滋潤而不膩滯的特點，是難得的清補之品，對體虛、久病初癒，不宜服用其他補藥的患者及陰虛內熱或內熱而有出血傾向者更為適用。

百合味甘，性微寒，有養陰潤肺、清心安神的功效；秋梨味甘、微酸，性涼，歸肺、胃經，同樣有養陰潤燥的功效，自古就被尊為「百果之宗」，潤肺止咳、消痰降火等功效顯著。

蓮子味甘、澀，性平，具有養心安神、健脾止瀉、益腎固精的功效，是心悸不安、失眠多夢、脾虛泄瀉、腎虛遺精、食欲缺乏等患者的康復營養食品，也是中老年人強身防病、抗衰延壽的滋補品。因此，日常膳食中記得加些蓮子對身體很有益。

蓮子養心，其實這裡這個「心」主要指的是神。心主神志，經常用腦，勞心勞神，心陰耗傷嚴重，蓮子養心神，神養好了，心陰虛的症狀也能得以緩解。其實三者還可以一起搭配秋梨、沙參、麥冬、天冬等一起煲湯，其滋陰祛火的功效更好。

當然，可能大家對銀耳更為熟悉，因為平時拌涼菜、燉菜等，裡面經常會見到銀耳。而百合和蓮子，對平時疏於養生的朋友來說可能就不太熟悉了，在此我們就特別介紹一種由百合、蓮子搭配製成的藥膳。

百合蓮子薏仁粥

◆ **原料**

百合（乾）15克，蓮子15克，薏仁30克，粳米50克，冰糖適量。

◆ **製作方法**

1 將各料洗淨，薏仁用溫水浸泡約1小時，百合、蓮子用溫水浸泡約半小時；

2 將各料一同放入鍋中，加水適量，大火煮沸後，轉為小火熬煮至粥將熟時，下冰糖繼續熬至冰糖溶化即可。

◆ **營養功效**

健脾祛濕，潤肺止瀉，健膚美容。

需要注意的是，在燉煮湯羹時，最好用瓷煲或砂鍋。可以用不銹鋼鍋或無毒鋁鍋。儘量不要用鐵鍋，以免鐵離子與其中的成分發生化學反應影響療效。

—祛火增肥小妙招：「吸月華」滋陰祛火—

「吸月華」有良好的滋陰功效。方法：於每月的陰曆十四日、十五日、十六日晚上，月亮逐漸到最圓、最明亮的狀態時，面對月亮靜坐或站立，放鬆身心，舌尖輕抵上齶，吸氣後將月光光芒用意念送到丹田。堅持每月練習，就可以達到良好的滋陰祛火效果。

「地黃藥膳方」——冬季補腎陰祛虛火少不了

冬季是補腎的季節，如果腎陰虛，那就不單單是上火了，更會伴有腰膝酸軟、潮熱盜汗、五心煩熱等症狀出現。對於此，我們要為大家推薦由地黃製成的藥膳方。

地黃有生地黃和熟地黃之分。將玄參科植物地黃的根莖，採挖後除去鬚根及泥沙即可用的為「鮮地黃」；若將鮮地黃緩緩熾焙至約八成乾或者直接曬乾入藥者，稱為「生地黃」或「乾地黃」；若經過反復加工蒸曬而成的，則是熟黃。

生地黃味甘、苦，性寒，歸心、肝、腎經，具有清熱生津，滋陰養血的功效，常用於陰虛發熱、消渴、陰傷便秘等症的治療。生地黃是滋陰補腎的上品，《本草匯言》中就對生地黃有記載，說它「為補腎要藥，益陰上品，故涼血補血有功，血得補，則筋受榮，腎得之而骨強力壯」。說生地黃是補腎益陰的上品，這還要歸功於生地黃補血涼血的作用，血液得以補益，筋受血的滋養變得強韌，而腎受血的補益則變得更強壯，有腎所主的骨骼也變得強壯有力。

熟地黃味甘，性微溫，歸肝、腎經，有滋補腎陰、補養精血的功效，臨床多用於腎陰虧虛所致的潮熱、盜汗、腰酸、遺精等，以及精血不足引起的眩暈、心悸、唇甲色淡、健忘、月經不調等，是滋陰補腎的名藥。熟地黃被歷代中醫學家奉為「滋真陰，補精血」的聖藥，金代張元素就認為熟地黃有「補腎」的作用，「血衰者須用之」。精血是人體最根本的物質基礎，精血充足，肝腎功能就正常，機體就能表現出強健的功能狀態。精血不足，人就出現頭暈目眩、腰膝酸軟、耳聾耳鳴、鬚髮早白、未老先衰、性功能減退等。近年來，不少的中老年人長期服用六味地黃丸，以防治老年性疾病和抗衰老，並且取得了一定的效果，而這其中一味很重要的藥物就是熟地黃。

《本草綱目》也說熟地黃「填骨髓，長肌肉，生精血，補五臟、內傷不足，通血脈，利耳目，黑鬚髮，男子五勞七傷，女子傷中胞漏，經候不調，胎產百病」，這些也都表明了熟地黃滋補肝腎的作用。對於滋陰補腎來說，不管是生地黃，還是熟地黃都能發揮不錯的效果。

下面我們就為大家推薦兩道分別由生地黃和熟地黃製成的藥膳。

生地龍骨湯

◆ **原料**

生地黃10克，豬龍骨500克，蜜棗1個，薑2片，鹽適量。

◆ **製作方法**

1 湯鍋置中火上燒水，水開後放豬龍骨，再開後把龍骨撈起備用；

2 湯鍋洗淨放冷水，中火燒開後放豬龍骨、薑片、生地黃，水再開後放蜜棗、鹽，改小火煲約2小時即可。

◆ **營養功效**

滋陰補腎；適合腎陰虛所致的腰膝酸軟、頭暈目眩、耳鳴耳聾等症。

熟地粳米粥

◆原料

熟地黃30克，粳米50克。

◆製作方法

1 將熟地黃用紗布包紮成藥包；

2 鍋內加水適量，放入熟地黃藥包用文火煎煮，經過數次沸騰後，待藥汁呈棕黃色、藥香撲鼻時，轉為小火，最後呈微波形沸騰時，放入淘洗乾淨的粳米烹煮，待米仁開花，形成粥糜，呈稀薄粥狀時，去掉熟地即可食用。

◆營養功效

滋補腎陰；適用於腎陰虛引起的面色黃暗、骨蒸潮熱、不自覺地出虛汗、腰膝酸痛、身怠無力等症。

濕阻脾胃、陽虛者、脾虛泄瀉、胃虛食少、胸膈多痰者，不宜服用生地黃；氣滯多痰、脘腹脹痛、食少便溏者不能服用熟地黃。而且長期大劑量應用熟地黃會引起水腫。因此，不管是服用生地黃，還是熟地黃，都應該遵循醫生的叮囑。

—祛火增肥小妙招：合理加濕，防燥祛火—

秋冬季節容易上火，且這兩個季節上火多因為「燥」，此時除了給身體補水以外，還應給乾燥的空氣合理加濕，這不僅有利於抵禦病菌的威脅，還可以防治上火。可以透過加濕器的方式加濕，也可以放一盆水，或者常開窗通風透氣等，以保證濕度在30%～60%。

第5章

暢通經絡，火氣無處藏則身體健碩

經絡是氣血等運行的通道，經絡暢通，氣血運行就不會受阻，經絡不通，氣血等運行就會鬱滯。然而人體五臟六腑都是相通相聯的，經絡不通，最終會讓各臟腑失去「支持」，出現各種疼痛、上火等症狀。而且經絡不通，營養物質無法及時輸送到身體各處，身體長期處於「營養匱乏」的狀態中，自然會顯得乾癟、消瘦。因此要想為自己增肥長胖，還需要保持經絡暢通。

經絡不通，火氣就「養成」了

生活在北京等大都市的人們都有一種切身的感受：塞車！原本暢通無阻的寬闊道路，被車輛堵得水泄不通，不管是BMW、賓士，還是保時捷，想要痛快前行幾步，一樣難如上青天。車輛都堵在一處，大家難免會有火氣、怨氣，導致打架、鬥毆等行為的出現，車輛刮傷、碰撞等現象也層出不窮。而身體內的經絡管道等，也如同城市中的交通，條條道道，四通八達，負責將氣血、津液等物質轉輸到全身各處。經絡暢通，氣血就暢通，經絡不通，也就代表著氣血運行受阻。而氣血運行受阻，就會出現一系列問題，其中一個就是上火。

為什麼經絡不通就容易上火呢？這一點，我們重點以腎和心為例來說一下。

中醫治病養生很講究五行，認為人的五臟分屬五行，比如肺屬金，心屬火，脾屬土，肝屬木，腎屬水。五行相生相剋，五臟也是一樣，而對於心和腎來說，心火需要腎水來抑制，否則心火越燒越旺，最終症狀就會表現出來，比如口乾口渴、口腔潰瘍、心煩易怒等症，心火一直得不到抑制，耗傷心血出現盜汗、睡眠不安等陰虛火旺的症狀。

腎水之所以無法澆灌心火，一個原因是腎水不足，也就是中醫上常講的心腎不交；另一個原因就是經絡不通，原本需要透過經絡上輸到心部抑制心火的腎水，無法發揮其正常的作用，由此心火就燒起來了。

再說肝氣。肝氣在經絡中暢通，對全身的氣機發揮疏通的作用；但是一旦肝氣不暢，阻滯於經絡中，就出現了肝火旺或者肝血虛、肝陰虛的情況。因為肝氣不能正常發揮疏泄作用，由此受肝的影響，其他臟腑氣機也被擾亂，比如脾胃。在正常肝氣的作用下，脾氣得以升揚清氣，胃氣得以下降濁氣，可是如果肝氣不舒，則脾氣不升，胃氣不降，最終導致消化不良、腹脹、腹痛、便秘等症狀表現。

當然，這只是在普通情況下出現經絡不暢所表現出的上火症狀，如果是在進補的情況下，上火症狀就更容易出現了。有句話叫「經絡不通，用藥無功」，經絡不通會影響氣血運行，此時不管你用什麼藥物進行補益，都發揮不了應有的效果。若是單純是不能發揮效果也就算了，但進補之物偏偏還會助生火氣。就拿胃來說，經絡不通，消化所得的水穀精微物質無法正常轉輸到身體各處，積在胃中而大為生熱。經絡不通是由哪些原因造成的呢？下面我們就來簡單看一下。

首先，飲食不良。現今的人很喜歡味道厚重的垃圾食品，可是這些垃圾食品中含有大量的添加劑，在人體內日積月累，無法排出體外，必將堵塞人體經絡。

再者，缺乏運動。現在諸多代步工具的出現，讓人們走路的時間大為降低；同時也因為工作、家庭等帶來的壓力，人們將大把的時間投入到工作中。如果平時再不注意加大運動量，將體內多餘的垃圾、毒素等排出體外，經絡就容易堵塞。

最後，長期保持一種姿勢工作。長時間坐著是現今絕大多數人的工作方式，一天坐10個小時以上者大有人在。而且關鍵是下班之後依然不運動，還是以坐位、躺臥為主。這種情況下，如果不自主加強運動，無疑會使經絡受阻。

當然，還有不少影響經絡暢通的因素，比如情緒因素，經常生氣也會讓經絡受阻。但不管怎樣，平時都要注意合理飲食，多運動，保持情緒的穩定、心態的平和，以使經絡暢通，讓火氣無處藏身，身體健碩。

—祛火增肥小妙招：擊頭養生平陰陽—

擊頭養生法可以平衡陰陽，健腦益智。頭為諸陽之會，最怕堵也最容易堵，如果每天適度地敲擊頭部，就可以通經脈、促進氣血循環。可直接用五指敲打，從前髮際開始，密密敲打20下，然後敲擊到頭頸交界處，再敲擊20下。然後在左右各2釐米處再各敲打1次。敲打時身體要放鬆，感到頭在微微震動為最佳力道。

捏捏肺經，肺清氣爽沒有火邪擾

肺經是循行於手臂內側的一條重要經脈，屬於肺臟。中醫認為，「肺為嬌髒」，很容易受外邪的侵襲，引發一系列不適症狀。肺主皮毛，皮膚需要肺經經氣的滋養，如果肺經經氣太盛，即肺經有火的時候，皮膚就會出現發紅、怕熱、易過敏的現象。當然，其他一些不適，比如胸悶咳嗽、氣喘、咽喉疼痛，嚴重的甚至胸部煩悶、視覺模糊、手臂麻木等，都可以從肺經上找原因。

下面我們先來瞭解一下肺經的循行路線以及刺激方法等。

1．**手太陰肺經循行路線**　手太陰肺經起於中焦胃部，向下聯絡於大腸，又回過來沿著胃上口，穿過膈肌，進入肺臟中。從肺臟沿著氣管、喉嚨橫行出於腋下，沿上臂內側下行，走行於手少陰心經、手厥陰心包經的前面，向下經過肘窩，沿著前臂內側前緣，進入寸口（橈動脈搏動處），沿著大魚際邊緣，出於拇指的橈側端。手腕後方分支，由腕後分出，走向食指橈側端，與手陽明大腸經相接。

綜上所述，可以看出，手太陰肺經屬肺，絡大腸，與胃、氣管、喉嚨相連。

2．**推肺經**　沿著肺經的循行路線，用大拇指指腹用力推按上肢部分路線10～20次，直到局部發紅、發熱為止。在推肺經的過程中，要注意幾個重點穴位：列缺、太淵和魚際。肺經氣血是從胸部開始走向手部的，因此順應氣血的流向，也就是肺經的循行路線，但是在重點刺激穴位時，也要按這個走向，從列缺開始，然後是太淵，最後是魚際。在推肺經的時候，可以在推到這幾個穴位時，加以順時針方向的按揉，1～3分鐘即可，也可以先推肺經20次左右，然後再重點對這幾個穴位進行按揉，當然先後順序不能變。

肺經循行於上肢內側，所以平時看電視、等車等閒置時間，都可以用手掌來推一推或者拍一拍肺經。

雖然一天當中寅時肺經最旺，但此時很多人都還在熟睡中，因此，為了不影響睡眠，可以在白天的某個時間段，刺激肺經，比如在同名經—足太陰脾經時段與脾經一起進行刺激，同樣可以得到良好的效果。

另外，中醫認為，「秋季應肺」，秋天氣候乾燥，肺燥而容易生出不少疾病，因此秋季也需要多多刺激肺經，以防肺燥上火。

還要注意，不管是推肺經，還是拍打肺經，力度一定要輕，輕度拍打是補氣而用力過重就是「瀉」氣了。同時注意要從上向下推，即順著肺經的循行方向推。在按揉重點穴位時，列缺和太淵兩個穴位是血脈聚集的地方，按揉時要輕柔，但魚際穴處肌肉較厚，可以稍微用力，但也不要太大力。經常推肺經，不僅可以伸展肺經，讓肺臟得到鍛煉和滋養，還可以防治感冒、咳嗽等呼吸系統疾病。

—祛火增肥小妙招：甘蔗清肺熱—

甘蔗是清肺熱的最佳食品之一，除了含有豐富的糖分和水分外，還含有大量對人體新陳代謝非常有益的維生素等物質。在我國南方地區，老百姓習慣用它來煲製各種湯水，清甜並帶有花香味的汁水可以清熱滋陰潤燥。

敲敲心經，可清心火助睡眠

《黃帝內經》中說：「心者，君主之官也，神明出焉。」又說，「心者，五臟六腑之大主也，悲哀憂愁則心動，心動則五臟六腑皆搖。」表明心臟是五臟六腑的統領，百病都由心臟起，魂魄、意志、喜、怒、憂、思、悲、恐、驚等都跟心有著直接或間接的關係。心臟功能正常，心經正常，人體就能保持健康；心臟功能失常，就會在心經上表現出來。

中醫認為，心屬火，為陽，人體當中，心陽是本源，是陽中之陽，比較容易上火。而心氣通於舌，舌為心之苗，心火熾盛，火熱上炎，薰蒸口舌則出現口舌生瘡伴煩熱不寐、口乾口渴等症。要調理這些不適病症，還需要從本經入手。但這之前我們依舊要先瞭解心經的循行路線及刺激手法。

1．**手少陰心經循行路線**　手少陰心經起於心中，出屬心系（心臟與其他臟器相聯繫的脈絡），內行主幹向下穿過橫膈，繼續向下聯絡於小腸。

上肢分支：從心系向上行於肺，再向下斜出於腋窩，沿上臂內側後緣，肱二頭肌內側，至肘窩內側，經前臂內側後緣到達掌後銳骨端，進入掌中，沿小指橈側，出於末端，與手太陽小腸經相接。

上行分支：從心系向上，挾咽喉兩旁，連於目系（眼球內連於腦的脈絡）。

由此可見，心經聯繫著心、心系、小腸、肺、目系、喉嚨。

2．**敲心經**　心火旺，可以逆著心經循行的方向進行敲打，也就是從小指端起沿著心經的路線一路敲打到腋窩的極泉穴處，其中少府、神門、少海、極泉4穴要重點敲打。心氣虛的話，就要從極泉向小指方向敲打，力道要輕。

午時，即中午11點～13點，這個時段，心經當令，而此時人的陽氣也達到最盛，然後開始向陰轉化，陰氣開始上升。此時疏通心經，使其氣血暢通對心臟乃至整個身體的調節作用都非常大。從五臟對應五季來看，夏天應心，因此，在夏天更要經常敲心經。

注意敲心經時力度一定要稍重，以清瀉心火。另外，在午時敲打完心經以後，最好平躺下來睡個午覺，安養心神的作用更好。

在刺激整條心經的同時，還需要重點照顧到幾個穴位。

1．**勞宮穴**　勞宮穴是心包經的滎穴。心包有保護心臟、代心受邪、替心行令之意，所以心為君火，心包為相火。心包相火清降，則心火自消。勞宮穴對於因心火熾盛，擾及心神，或痰火上擾，蒙蔽心包引起的癔症、癲狂、精神分裂症以及中風閉證等均有清瀉心火、醒腦開竅的作用。

位置：在手掌心第2、3掌骨之間，偏於第3掌骨，握拳屈指時中指指尖處。

自我操作手法：患者右手拇指指腹點按於左手勞宮穴上，按而揉之，使穴位產生局部酸脹痛感，並活動左手手指，以加強指壓的感覺，再以指腹輕揉局部放鬆。左右交替，反復操作，每次約10分鐘，每日1～2次即可。

2．**神門穴**　中醫有「五臟有疾當取十二原」的說法，意思就是說五臟生了病，應該用十二正經的原穴來治療，而神門穴就是心經的原穴，是心經氣血物質由此對外輸出的地方，刺激此穴就相當於為心氣打開了一條通道，讓鬱結的心氣暢通，從而調節神智，增長智慧，讓心也隨之安寧，具有安定心神、瀉心火的作用。此外，此穴還是治心臟病的要穴，能夠有效治療心悸、心絞痛等疾患。

位置：在腕部，腕掌側橫紋尺側端，尺側腕屈肌腱的橈側凹陷處。

自我操作手法：如果是為了鎮靜安神，緩解心神不安的症狀，可以用拇指按壓此穴，一次按壓15～20秒，然後放開5秒，再繼續按壓，如此反復按壓15分鐘左右即可。如果是為了緩解疼痛，則要一直按壓，直到疼痛舒緩為止，力道以可忍受為準。

經常刺激以暢通心經，同時對重點穴位加以照顧，那麼心火就不容易「燒」起來，瘦人們的身體也就少了很多不適症狀。

—祛火增肥小妙招：燉雪梨湯滋陰祛火—

用百合和雪梨一起燉湯服用可以滋陰祛火、清熱除煩、生津瀉火，十分適合於陰虛火旺、熱病後陰虛以及平素易上火、體質偏熱而引起的頭暈頭痛、口苦咽乾之病證。

方法：取百合30克、雪梨1個、冰糖適量。將百合用清水浸泡一夜，次日將百合連同清水一起倒入砂鍋內，再加半碗清水，煮一個半小時，待百合煮爛，加入去皮去核切塊的雪梨及冰糖，再煮30分鐘即成。

脾胃經「捆綁」敲打，強脾氣、退胃火，人不消瘦

前面說過了，有火的瘦人朋友通常胃火大、脾氣弱，其實，這跟脾胃經不暢通也有一定的關係。在此我們就為大家具體介紹一下這兩條經絡。

首先是**脾經**。

1・**足太陰脾經循行路線**　足太陰脾經起於足大趾內側端，沿足大趾內側赤白肉際，上行過內踝的前緣，沿小腿內側正中線上行，與足厥陰肝經相交，出行於肝經之前，向上經過膝關節和大腿內側前緣，進入腹部，屬脾，絡胃，向上穿過膈肌，沿食道兩旁，連系舌根，散於舌下。

胃部分支：從胃分出，上行透過膈肌，注於心中，與手少陰心經相交。

2・**推揉脾經**　打通脾經最好的方法就是推揉。

方法：從腹部推揉至大腿內側，順著脾經的循行線路，由小腿內側開始，向上推揉到大腿內側，再往上到腹部，手握空拳，用掌面一側大魚際部，順著氣血的走向，先推小腿，再推大腿，最後是腹部，先用左手推右側的脾經，再用右手推左側的脾經，每側10分鐘，每天推揉1次，長期堅持。

在推揉的過程中，為了加強防治的效果，還可以重點按揉以下幾個穴位：隱白穴、三陰交、陰陵泉、血海穴。

上午9～11點是巳時，脾經當令，如果脾經上有不通暢的地方，此時推揉效果最好。除了這個時間段以

外，其他任何時間，只要有空閒，隨時也都可以推揉。另外，根據中醫「長夏應於脾」的說法，長夏時節（小暑至立秋這個時段）暑濕嚴重，脾土最惡暑濕，此時更要多刺激脾經。

其次是**胃經**。

1．**足陽明胃經循行路線**　足陽明胃經起於鼻翼旁，挾鼻上行至內眼角，與足太陽膀胱經相交，向下沿鼻外側，進入上齒中，又出來環繞口唇，向下左右兩脈交會於頦唇溝處，再向後沿下頜骨後下緣到大迎穴處，沿下頜角上行過耳前，經過下關穴，沿髮際，到達額前。

面部分支：從大迎穴前方下行到人迎穴，沿喉嚨向下後行至大椎，折向前行，入缺盆，下行穿過膈肌，屬胃，絡脾。

下行分支：從缺盆出體表，沿乳中線下行，挾臍兩旁，下行至腹股溝。

胃下口分支：從胃下口幽門處分出，沿腹腔內下行，與直行之脈會合，而後下行大腿前側，至膝臏沿下肢脛骨前緣下行至足背，入足第二趾外側端。

腿部分支：從膝下3寸處分出，下行入中趾外側端。

足背部分支：從足背上分出，前行入足大趾內側端，與足太陰脾經相交。

2．**敲胃經**　敲的時候要按照胃經的循行路線一路敲打下來，因為胃經在面部有一部分循行，這部分可以將雙手微張，然後用十個手指腹輕輕用力從上向下叩擊。其實我們每天早上7點~9點間正好會洗臉，因此，可以利用洗臉擦保養品的時機，對臉部的胃經加以刺激，多揉一揉，平時或許你將保養品擦勻就可以了，但以後可以在擦勻之後，繼續做擦臉動作10次左右，雖然看似簡單，但實際功效卻非比尋常。

而且不止胃經在臉部有循行路線，其他一些經脈在臉部也有循行路線，因此，擦臉的動作可以顧及多條經脈。到頸部時，可以用手掌輕輕拍打，到大腿部位時，因為腿部肌肉較多，因此可以改為捶打的方式。

不過在說到敲打經絡時，中醫有句話叫「寧失其穴勿失其經」，也就是說不一定每個穴位都顧及得到，但整條經絡卻要刺激到。因此，我們在敲打胃經時，可以根據前面給出的循行路線進行敲打。最初可以參照穴位圖，慢慢熟悉後，沒有循行路線圖一樣能很自然地敲打。敲打時以讓局部產生酸脹感為宜。

早上7點～9點是辰時，此時胃經當令，經過一夜的身體消耗，此時正是給胃經補給能量的時候。而在飯後半小時到一小時，敲打胃經，調理胃腸的作用最佳。

注意剛吃完飯時不要敲打胃經，此時血液都集中在胃內進行消化，一旦敲打，氣血運行他處，胃就無法充分消化食物。還要注意由上向下敲時是補，由下向上敲時是瀉。脾胃虛弱、胃口不佳的時候可以從上向下敲，而胃火較大時，要從下往上敲。

脾經和胃經都暢通了，氣血生化源源不斷，易上火的瘦人朋友們身體定會逐漸強壯起來。

—祛火增肥小妙招：秋梨膏祛火消痰—

秋季有痰火，可以用秋梨膏（雪梨膏），瘦人吃了能變胖，秋梨被譽為「百果之宗」，具有潤肺清痰、降火除熱、鎮靜安神、消炎止痛的作用。

常敲肝經，讓火氣「旺」不起來

肝發揮著疏泄全身氣機的作用，肝經舒暢，肝氣運行暢通無阻，全身氣機就暢通，肝經不暢，全身氣機受阻，氣血鬱滯，各種「火氣」就跟著來了。因此，暢通肝經對降火祛火發揮著關鍵作用。

肝經循行路線不長，穴位也不多，但作用卻非常大，因為肝經與肝、膽、胃、肺、膈、眼、頭、咽喉都有聯繫。肝經氣血循行不暢，就會出現腰痛不能伸、面色晦暗、咽乾、胸悶、腹瀉、嘔吐、遺尿、腹部兩側疼痛等症，因此，平時做好對肝經的刺激工作非常重要。下面就來具體瞭解一下肝經。

1．**足厥陰肝經循行路線**　足厥陰肝經起始於足大趾背毫毛部，向上沿著足背內側，離內踝一寸處，上行小腿內側，離內踝八寸處，與足太陰脾經相交，向上入膝膕窩內側，沿著大腿內側進入陰毛中，環繞陰部，至小腹，夾胃旁，屬於肝，絡於膽；向上透過膈肌，分布於脅肋部，沿氣管之後，向上進入頏顙，連接目系（眼睛與腦的聯繫），上行出於額部，在頭頂處與督脈交會。

目部分支：從「目系」下向頰裡，環繞脣內。

肝部分支：從肝分出，穿過膈肌，向上注於肺，與手太陰肺經相接。

本經屬肝，絡膽，與胃、肺、咽喉、外陰、目、腦等相聯繫。

2．**敲肝經**　肝經主要集中在大腿的內側，操作時可以採用平坐的姿勢，將一條腿平放在另一條腿上，然後手握空拳，從大腿根部一直敲打到腳部，或者用按摩捶敲打。也可以平躺在床上，一條腿伸直，另一條腿向內彎曲，然後由另一人來幫忙敲打。每條腿敲3～5分鐘。

還可以用真空拔罐器拔罐，罐留在皮膚上10～20秒即可，甚至可以拔上去就拿下來。只要皮膚有一點紅色即可，千萬不要拔出紅印子，可以沿肝經拔，連續拔3～4次。

按照時辰養生來說，丑時，也就是淩晨1點～3點肝經當令。肝藏血，中醫認為「臥則血歸於肝」，此時段應進入深度睡眠中，才更利於肝血的代謝。因此肝經當令的時候不宜敲打肝經，最好在同名經，即手厥陰心包經當令的時候敲打，即晚上19～21點，與心包經一同進行敲打刺激。

另外，春應肝，春季應加強對肝經的鍛煉和刺激。對肝經的刺激，更側重於瀉，因此敲肝經，力度要稍重一些，並且要慢、要長，且要進行逆敲。

在刺激肝經的同時，也可以配合擦兩肋，因為肝經不舒，脅肋就會脹痛不適，表示肝經受阻。此時擦兩肋，可疏通肝經。

方法：身體直立，全身放鬆，將雙手搓熱，手心貼於腋下，沿著雙肋一直推擦至兩腰間，反復多次推擦。推擦之後，還要重點照顧到章門穴、京門穴和大包穴，可以在這3個穴上各旋按36次；也可以屈曲雙臂肘關節，呈45°角，兩肘向兩側上方抬起，體力不支者可適當放低，然後兩肘同時向內叩擊，以肘尖叩擊兩肋，由輕到重，速度、用力平穩一些，最好帶有一定的節律，反復叩擊20次左右，同時重點叩擊章門、京門、大包等穴位，大包穴在腋下不容易叩擊到，因此在叩擊完章門、京門穴之後，可以用拳頭輕輕敲打大包穴。

章門穴、京門穴和大包穴是疏肝理氣的特效穴，刺激這3個穴位，能發揮健脾理氣、舒肝解鬱、調和肝膽脾胃、防治虛勞的作用。

下面我們具體來說說這3個穴位。

章門穴位於腋中線，第一浮肋前端，屈肘合腋時，肘尖盡處即是此穴。章門穴是肝經的門戶，若肝經火氣上炎、肝風上亢，到了章門穴就被攔截住了，因此肝火上炎、肝氣鬱滯的人，常會感到此穴處疼痛。

京門穴又被稱為氣府、氣俞，屬於足少陽膽經，在側腰部，章門後1.8寸，當第十二肋骨游離端的下方，按摩此處也可以發揮寬胸理氣的效果。

大包穴屬於足太陰脾經，位於側胸部，腋中線上，第六肋間隙處，被稱為「脾之大絡」，對於散佈脾經精氣有很好的作用，人體食物的運輸，四肢、肌肉都有賴於脾，而肝木克脾土，按摩大包穴可以將肝經火氣很好地散發出去。肝經暢通了，全身都會感到舒服，此時上火等症狀就能避免。因此易上火的瘦人們儘量不要讓肝經鬱阻。

—祛火增肥小妙招：龜苓膏潤燥祛火—

龜苓膏是潤燥祛火、滋陰補腎、潤腸通便的最佳零食之一，經常熬夜、容易上火、便秘以及有痤瘡的人非常適合吃。龜苓膏最適合在晚上作為夜宵吃。不過龜苓膏屬於寒性食物，胃寒、脾虛、空腹、經期和孕婦不宜吃。

推推腎經疏通「腎水」灌溉全身澆滅火

腎主水，體內陰津的充沛與否與腎水有著直接的關係。民間關於保養腎經的口訣：「腹部腎經要常推，腳上腎經有寶貝，湧泉照海和太溪，生命之水『腎』上來。」說的是要經常推揉循行於胸腹部的腎經。「腳上腎經有寶貝」表明腳上有幾個重點穴位要照顧到，湧泉穴、照海穴和太溪穴都要常刺激。而且腎經在下肢的穴位，都集中在腳踝上下及腳上，推揉不太方便，因此，重點穴位就顯得尤為重要。

足少陰腎經屬腎，經脈上雖然穴位太多，只有27個，但卻是與人體臟腑器官聯繫最多的一條經脈，主要循行於下肢內側和軀幹的前面，沿著前正中線的兩側。主治婦科病、前陰病、腎、肺、咽喉病及經脈循行部位的其他病症。

下面我們就來具體看看腎經的循行路線以及刺激方法。

1・**足少陰腎經循行路線**　足少陰腎經起於足小趾之下，斜走於足心，從舟骨粗隆的下方出來，沿著內踝後緣，向上沿小腿內側後緣，到達膕窩內側，上行經過大腿內側後緣，進入脊柱內，穿過脊柱，屬於腎，聯絡膀胱。

由腎分支：從腎上行，穿過肝臟和膈肌，進入肺，沿著喉嚨，到達舌根兩旁。

由肺分支：從肺中分出，聯絡心，注於胸中，與手厥陰心包經相接。

此經屬腎，絡膀胱，與肝、肺、心、喉嚨、舌根相聯繫。

2・**推腎經**　取或坐或站姿勢，用手掌或手握空拳，沿著正中線從心口至小腹上下推揉，可以隔著一層薄衣服推揉，每次推揉5～8分鐘，每天推揉1次。

酉時即下午的17～19點腎經當令，在此時推揉腎經或者刺激重點穴位，所獲得的效果最佳。

另外，四季中，腎應冬，因此冬季也是最適合養腎、推腎經的時節。

此外，一定要照顧到腎經上的幾個重點穴位即湧泉穴、照海穴和太溪穴，照海穴我們之前介紹過了，在此就具體介紹一下湧泉穴和太溪穴。

1．湧泉穴

位置：在足底部，卷足時足前部凹陷處。

自我操作手法：刺激湧泉穴有多種方法，下面我們就說其中幾種。

艾灸：將艾條點燃，對準湧泉穴進行溫和灸，每次灸10～15分鐘，每天灸1次。艾灸結束後，要喝一杯溫開水。

貼敷法：可以將吳茱萸打碎，用醋調成糊，貼在此穴上，用膠布固定，還可以將桃仁、杏仁、梔子、胡椒、糯米等，打成細粉，然後用雞蛋清調成糊狀，每天睡前貼敷在湧泉穴上。

按揉：洗淨雙腳，然後用手指直接按揉此穴3～5分鐘，每天睡前按揉1次。除此之外，還可以採用拍打的方法，或在腳底下踩一些球類等，都可以發揮刺激該穴的作用。

湧泉穴是防治疾病與養生的一大要穴，有火的瘦人們經常對此穴進行刺激，就可以讓身體逐漸健壯起來。

2．太溪穴

位置：在足內側，內踝後方，當內踝尖與跟腱之間的凹陷處。

自我操作手法：

按摩：最好在每天17點～19點腎經當令的時候，按摩此穴。可以用拇指按揉，也可以借助按摩棒或者光滑的小棒按揉。每次按揉5分鐘左右，以有酸脹感且有麻麻的感覺為宜。

艾灸：於臨睡前對此穴進行艾灸，每次灸15分鐘左右即可。可以採用溫和灸，即將艾條對準太溪穴，在距離1釐米左右處進行艾灸。

在刺激太溪穴時，很多人一點反應也沒有，尤其是身體非常虛弱的人，不管怎麼刺激，都沒有任何反應，如果對著此穴向下按的話，還會一按就凹陷下去。這種情況就表明氣血嚴重不足了，此時一定要堅持對此穴進行刺激，直到有感覺為止，一般感覺到痛了，就代表有在發揮作用了。而如果一開始刺激就有痛感，則要持續刺激它，直到不痛為止。

疏通了腎經，腎水能夠轉輸暢通，身體就不易「著火」。因此瘦人們應該更重視腎經的疏通。

—祛火增肥小妙招：少嗑瓜子—

很多人愛嗑瓜子，但嗑瓜子吐瓜子皮時會將口水一併吐掉，從而耗傷體內的陰津，出現上火的症狀。因此，愛嗑瓜子的朋友要節制一下，一次不能吃太多，一旦出現口乾、沒食欲等情況，要記得多咽幾次口水。

除身體的濕 祛身體的火

百種藥膳食療，經絡按摩秘方，搞定百病體質

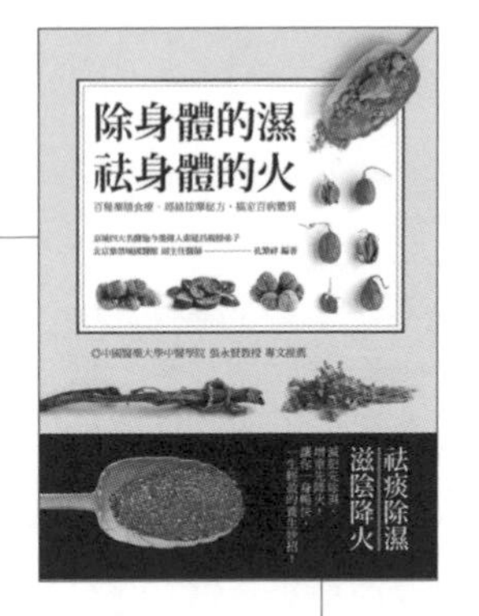

作　　者	孔繁祥 醫師
發 行 人	林敬彬
主　　編	楊安瑜
編　　輯	林奕慈
內頁編排	菩薩蠻數位文化有限公司
封面設計	陳語萱
編輯協力	陳于雯、丁顯維
出　　版	大都會文化事業有限公司
發　　行	大都會文化事業有限公司 11051 台北市信義區基隆路一段 432 號 4 樓之 9 讀者服務專線：（02）27235216 讀者服務傳真：（02）27235220 電子郵件信箱：metro@ms21.hinet.net 網　　址：www.metrobook.com.tw
郵政劃撥	14050529 大都會文化事業有限公司
出版日期	2018 年 06 月初版一刷
定　　價	320 元
ISBN	978-986-96238-7-2
書　　號	Health+121

Metropolitan Culture Enterprise Co., Ltd.
4F-9, Double Hero Bldg., 432, Keelung Rd., Sec. 1,
Taipei 11051, Taiwan
Tel:+886-2-2723-5216 Fax:+886-2-2723-5220
E-mail:metro@ms21.hinet.net
Web-site:www.metrobook.com.tw

◎本書由化學工業出版社授權繁體字版之出版發行。

國家圖書館出版品預行編目（CIP）資料

除身體的濕 祛身體的火：百種藥膳食療，經絡按摩秘方，搞定百病體質 / 孔繁祥編著.
-- 初版. -- 臺北市：大都會文化，2018.06
288 面；17×23 公分

ISBN 978-986-96238-7-2(平裝)

1. 中醫 2. 養生 3. 食療 4. 家庭保健

413.21　　107007804

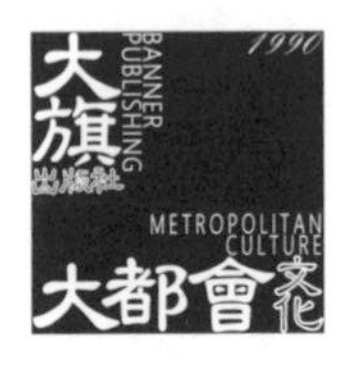

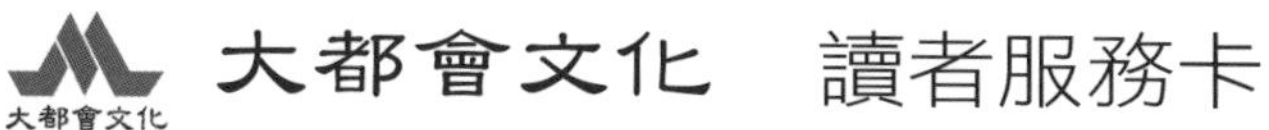

書名：除身體的濕 祛身體的火：百種藥膳食療、經絡按摩秘方，搞定百病體質

謝謝您選擇了這本書！期待您的支持與建議，讓我們能有更多聯繫與互動的機會。

A. 您在何時購得本書：_____年_____月_____日

B. 您在何處購得本書：__________書店，位於__________(市、縣)

C. 您從哪裡得知本書的消息：

1.□書店　2.□報章雜誌　3.□電臺活動　4.□網路資訊

5.□書籤宣傳品等　6.□親友介紹　7.□書評　8.□其他

D. 您購買本書的動機：（可複選）

1.□對主題或內容感興趣　2.□工作需要　3.□生活需要

4.□自我進修　5.□內容為流行熱門話題　6.□其他

E. 您最喜歡本書的：（可複選）

1.□內容題材　2.□字體大小　3.□翻譯文筆　4.□封面　5.□編排方式　6.□其他

F. 您認為本書的封面：1.□非常出色　2.□普通　3.□毫不起眼　4.□其他

G. 您認為本書的編排：1.□非常出色　2.□普通　3.□毫不起眼　4.□其他

H. 您通常以哪些方式購書：(可複選)

1.□逛書店　2.□書展　3.□劃撥郵購　4.□團體訂購　5.□網路購書　6.□其他

I. 您希望我們出版哪類書籍：（可複選）

1.□旅遊　2.□流行文化　3.□生活休閒　4.□美容保養　5.□散文小品

6.□科學新知　7.□藝術音樂　8.□致富理財　9.□工商企管　10.□科幻推理

11.□史地類　12.□勵志傳記　13.□電影小說　14.□語言學習（____語）

15.□幽默諧趣　16.□其他

J. 您對本書(系)的建議：

K. 您對本出版社的建議：

讀者小檔案

姓名：__________ 性別：□男 □女 生日：____年____月____日

年齡：□20歲以下 □21～30歲 □31～40歲 □41～50歲 □51歲以上

職業：1.□學生 2.□軍公教 3.□大眾傳播 4.□服務業 5.□金融業 6.□製造業

7.□資訊業 8.□自由業 9.□家管 10.□退休 11.□其他

學歷：□國小或以下 □國中 □高中／高職 □大學／大專 □研究所以上

通訊地址：____________________

電話：（H）__________（O）__________ 傳真：__________

行動電話：__________ E-Mail：__________

◎謝謝您購買本書，歡迎您上大都會文化網站（www.metrobook.com.tw）登錄會員，或至 Facebook（www.facebook.com/metrobook2）為我們按個讚，您將不定期收到最新的圖書訊息與電子報。

除身體的濕
袪身體的火

百種藥膳食療、經絡按摩秘方，搞定百病體質

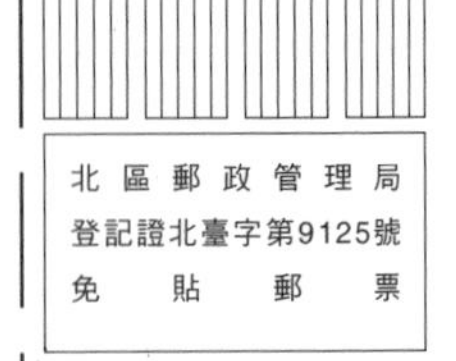

大都會文化事業有限公司

讀者服務部 收

11051臺北市基隆路一段432號4樓之9

寄回這張服務卡〔免貼郵票〕
您可以：
◎不定期收到最新出版訊息
◎參加各項回饋優惠活動

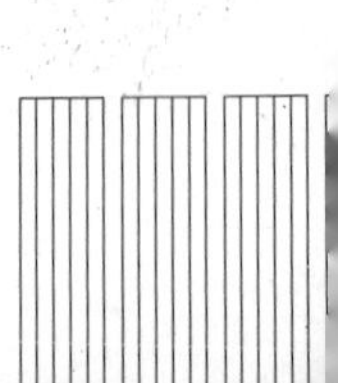